Für Carmen
u. Dachbacher
Rain
16.2.20

Als Dr. Otto Buchinger 1920 seinen ersten Fastenpatienten empfing, beschritt er einen ganz neuen Weg. Heute erfreut sich die einstige Außenseitermethode einer wachsenden Anerkennung und ruft jüngst auch großes Interesse in der medizinischen Forschung hervor. Otto Buchingers Enkel Raimund Wilhelmi leitete viele Jahre die Buchinger Wilhelmi Klinik in Überlingen am Bodensee. Zusammen mit seiner Frau, der bekannten Fastenärztin Dr. Françoise Wilhelmi de Toledo, hat er das Fasten zu einer zeitgemäßen Heilmethode für das 21. Jahrhundert weiterentwickelt. Eine Übung, die er auch selbst regelmäßig praktiziert. Wilhelmi ist überzeugt: Fasten ist nicht nur Verzicht, sondern darüber hinaus die Chance für eine geistige Transformation hin zu einer neuen, der wahren Persönlichkeit.

Im Fasten geht es dem Körper gut.
Es ist die Seele, die hungert.
Sie braucht Nahrung, geistige Nahrung.
Otto Buchinger

Raimund Wilhelmi

DAS GLÜCK DES FASTENS

Was mein Großvater Otto Buchinger
schon wusste oder was wir gewinnen,
wenn wir verzichten

Hoffmann und Campe

1. Auflage 2020
Copyright © 2020 by Hoffmann und Campe Verlag, Hamburg
www.hoffmann-und-campe.de
Einbandgestaltung: Vivian Bencs © Hoffmann und Campe
Einbandabbildung: © Heji Shin
Satz: Dörlemann Satz, Lemförde
Gesetzt aus der Albertina und Fira Sans
Druck und Bindung: CPI books GmbH, Leck
Printed in Germany
ISBN 978-3-455-00911-8

Ein Unternehmen der
GANSKE VERLAGSGRUPPE

Meiner lieben Frau Dr. Françoise Wilhelmi de Toledo,
die ihr ganzes Leben für das Fasten gekämpft hat
und die mir bei den medizinischen Passagen eine
wertvolle Hilfe war

INHALT

I Aufbruch **9**

II Stillstand **31**

III Ordnung **59**

IV Rückschläge **79**

V Transformation **99**

VI Klarheit **113**

VII Ein Anderer **131**

I
AUFBRUCH

Jeder Anfang ist auf Künftiges gerichtet, eine beschwingende Zeit voller Zuversicht, in der sich ein ganzer Horizont an Möglichkeiten eröffnet. Einerseits. Nichts jedoch macht uns gleichzeitig solche Angst wie die Leere. Nichts verdrießt uns so wie ein gähnend leerer Kühlschrank oder ein leerer Teller. Doch ein leerer Teller ist viel mehr als ein Stück Geschirr. Und Fasten ist viel mehr als Verzicht. Es ist ein Versprechen darauf, die Fülle des Lebens zu erfahren, die wir eher erkennen, wenn wir mit einem gewissen Abstand auf sie schauen, am besten mit leerem Magen und klarem Geist. Erst in einem Zustand des Mangels erkennen wir die Bedeutung von »voll« und »leer«.

Wir leben, wie meine Frau, die bekannte Fastenärztin Dr. Françoise Wilhelmi de Toledo sagt, in einer »Zeit, in der die überernährten Menschen die unterernährten Menschen in der Zahl überholt haben. Das ist verblüffend. So gilt es, beiden Pathologien Aufmerksamkeit zu schenken«. Ab einem Lebensalter von etwa sechzig Jahren nimmt die Häufigkeit von Krankheitsbildern wie Diabetes Typ 2, Bluthochdruck, Schlaganfall, Herz- und Gelenkerkrankungen sowie Demenz, Parkinson und Krebs zu.

Mit regelmäßigem Fasten gelingt es, diese Erkrankungen um bis zu zwanzig Jahre nach hinten zu verschieben. Durch die Erneuerung und Regeneration der Zellen nach dem Fasten können die Menschen auf diese Weise eine höhere Lebensqualität erreichen und bis ins Alter gesund bleiben. Die heutige Grundlagenforschung beweist, was die Menschheit seit über zweitausend Jahren intuitiv weiß: Unsere Gene können mit Nahrungsmangel und damit dem Fasten gut umgehen, aber nicht mit konstanter Überernährung. Die vorliegenden internationalen Forschungsergebnisse lassen den Schluss zu, dass im Grunde nichts dagegensteht, Fasten als Therapie in den Alltag der Menschen zu integrieren.

Mein Großvater Otto Buchinger hatte diese Vision schon vor vielen Jahren, und vielleicht ist es einfacher, als wir denken. Denn die Ahnung, dass uns etwas verloren geht, wenn Maßlosigkeit dominiert, ist nicht neu. Sämtliche Religionen gründen darauf, dass Mäßigung und ein bewusster Verzicht den Menschen dabei helfen, sich zu besinnen. Die Kulturtechnik des Fastens ist aber viel mehr als eine Negation, mehr als der Verzicht auf Nahrung. Sie macht nur unter der Prämisse Sinne, dass wir durch den Verzicht etwas gewinnen. Etwas, das von keiner Waage gemessen werden kann, aber dennoch Gewicht hat: Unser Verhältnis zum eigenen Selbst und zur Welt.

Der Großvater verordnete sich selbst 1914, noch einige Jahre vor seiner ersten Fastenkur: »Gier bekämpfen! Kein Fleisch genießen! Nur reine Suppen! Alkohol-, Nikotin-

und Kaffee-Enthaltung! Nagt Hunger: dann etwas Obst. Knapp in kleinen Mengen und fletchernd essen (eine nach dem amerikanischen Schriftsteller Horace Fletcher benannte Methode, nach der jeder Bissen mindestens fünf Minuten gekaut werden sollte). Einmal täglich Dauerlauf! Gute Bücher lesen, große Gedanken, Betrachtungen, Andacht! Regelmäßiges Morgenfasten.« Damals, kurz nach Kriegsausbruch, tat er als Oberstabsarzt bei der Marine Dienst auf dem Panzerkreuzer *Roon* und war bereits heftig engagiert gegen die Alkoholexzesse in nächster Nähe und den Trinkzwang in der Offiziersmesse.

Manchmal ist der Auslöser einer Fastenkur tatsächlich ein ungesunder Lebensstil mit zu viel Essen, zu viel Alkohol, oftmals aber auch ein organisches Leiden. Mitunter ist es eine persönliche Krise, ein Karriereeinbruch, das Scheitern einer langjährigen Beziehung, der Verlust eines geliebten Menschen, gelegentlich auch nur ein viel zu lange erduldetes, diffuses Unwohlsein oder ganz schlicht ein anhaltendes Sodbrennen. Gleichwohl: Den Schritt aus einer solchen Situation heraus zu wagen (»ich kann nicht mehr«), verlangt Courage.

Oft kommen die Gäste hier völlig erschöpft an, gestresst, aber glücklich, dass sie da sind. Manche sind auffallend still, andere schwitzen, haben eine fahle Gesichtsfarbe, wirken verwirrt, wieder andere fangen bei der ärztlichen Erstuntersuchung an zu weinen. Die meisten haben verstanden, dass sie dringend etwas tun müssen, und trotzdem haben sie Angst, gerade, wenn sie das erste Mal da sind, weil sie nicht wissen, was sie erwartet. Sie können sich nicht vorstellen, ohne feste Nahrung zu überleben. Aber sie sagen sich, es muss etwas passieren, so kann es mit mir nicht weitergehen, und nehmen all ihren Mut zusammen.

Ein Blick in die Natur kann helfen. Sie ist ein Trost, oder wie der Großvater in seiner Schrift *Zur Hygiene des inneren Menschen*, die fast prophetisch heutige Erkenntnisse der modernen Biologie und Medizin vorwegnimmt, schreibt: »Die Natur ist ein ewig bereites Heilbad.«

Aber sie ist nicht nur das. Der Blick in die Natur hält für uns Menschen noch mehr bereit: Denn Fasten ist nicht nur eine der ältesten Kulturtechniken der Menschheit und seit jeher Bestandteil einer gelungenen Lebensführung, sondern auch etwas, das die Menschen sich von der Natur abschauen können: Fasten ist natürlich.

Dabei ist es medizinisch kein großer Angang. Fasten, so wie wir es hier in unserer Klinik anbieten, bedeutet nichts anderes als die Mobilisierung der Fettreserven. Durch ein individuell angepasstes Bewegungsprogramm schont man das Muskeleiweiß. Die Folge ist eine Geweberegeneration. Die Erkenntnisse der Biogerontologen, Zellbiologen und Fastenforscher stützen sich auch auf Beobachtungen aus der Tierwelt: von Polarbären, Pinguinen oder Eichhörnchen und ihren »Fastenkuren« können wir Menschen lernen.

Meine Frau beginnt ihre Vorträge über unser Verständnis vom Fasten genau damit, um den Menschen die Angst zu nehmen: Die Natur fastet. Tiere fasten. Wir müssen nur genau hinsehen – nicht auf die Cover der Frauenzeitschriften, sondern einfach nur aus dem Fenster.

Nehmen wir die Jahreszeiten: Es gibt Zeiten der Fülle, das sind der Sommer und der Herbst. Alles gedeiht und blüht und schwelgt. Im Sommer lässt die Sonne Früchte wachsen, Beeren, Gurken, Tomaten und vielerlei anderes feines Gemüse aus dem Garten und vom Feld. Beim Besuch eines Bauernmarktes können wir uns gar nicht entscheiden, was wir essen wollen. Im Herbst werden Äpfel, Birnen, Trauben und Kernobst geerntet, das reife Getreide eingefahren und Pilze gesammelt. Wir essen, was wir können, und sammeln Fettpolster an. Dann sinken die Temperaturen kontinuierlich über den Winter bis zum Gefrierpunkt, manchmal auch deutlich darunter, und Flora und Fauna ruhen. Die Bäume sind kahl, viele Tiere halten Winterschlaf, und wir wären gut beraten, ebenfalls zu ruhen und von unseren Fettreserven zu zehren.

Stattdessen greifen wir jedoch in das weiterhin bunte Sortiment im Supermarkt und essen fröhlich weiter, als ob wir es nicht besser wüssten. Als hätten wir nicht genau für diese Zeit, in der wir mit weniger Nahrung auskommen könnten, Fettzellen als Reserve, aus denen unser kalorisches Defizit ausgeglichen werden könnte. Als ob wir nicht genau wüssten, dass nach dem Herbst die Natur wieder aufwacht und der Frühling kommt mit seinen zarten Sprossen. Und gerade im Frühling, wenn wir unser »Fasten« schrittweise beenden sollten und uns langsam wieder richtig ernähren, kommt es wie in der Natur auch im menschlichen Körper zu einem kraftvollen Wiederaufbau junger Zellstrukturen, wie wir ihn sonst nur bei Kindern in der Wachstumsphase kennen.

Weil wir auf einem Planeten mit klimatisch bedingtem Jahreszeitenwechsel leben, besitzen wir genau wie die Tiere diese Anpassungsfähigkeit, brauchen sehr wenig und stocken auf, wenn genug Nahrung da ist. Unser Stoffwechsel stellt sich automatisch von äußerer Ernährung auf Energie aus den Fettdepots um.

Der Großvater hat all das geahnt, wenngleich er die wegweisenden Forschungen von Dr. Yvon Le Maho zum Thema Fasten noch nicht kennen konnte. Le Maho von der Universität Straßburg und Mitglied der französischen Akademie der Wissenschaften forscht seit über vierzig Jahren über Pinguine. Ganz besonders der Kaiserpinguin ist ein echter Fastenprofi. Er ernährt sich lediglich von Fisch und Krustentieren und fastet bis zu sechs Monate im Jahr. Um sich fortzupflanzen und zu seinem Brutplatz zu gelangen, muss er eine lange Wanderung ins Landesinnere bewältigen. Gut genährt begeben sich Weibchen und Männchen auf die Reise und leben nur mehr von ihren Reserven: Fett, Mikronährstoffe und auch etwas Eiweiß. Vorräte, die sie sehr sparsam verbrauchen. Während dieser Fastenzeit suchen sie ihre Partner und paaren sich. Nach fünf bis sechs Wochen legt das Weibchen ein Ei. Während des Fastens ein Ei aus der eigenen Körpersubstanz zu produzieren, das etwa vierhundert Gramm wiegt, zeigt, wie leistungsfähig ein fastender Organismus ist. Das Weibchen übergibt das Ei an das Männchen und macht sich wieder auf, zurück ans Meer, um seine Körperreserven wieder aufzufüllen. Das Männchen bebrütet solange in seiner Bauchfalte das Ei und schützt es vor Temperaturen bis minus vierzig Grad Celsius. Bevor seine Fettreserven aufgebraucht und der Kälteschutz verloren wäre, schlüpft das Küken und der Vater wartet ungeduldig auf seine Partnerin, um nach hundertfünfzehn Fastentagen selbst zum Fischfang ans Meer zurückzukehren.

Bemerkenswerterweise bringt das Weibchen Fisch in seinem Magen mit, den es dort konservieren kann, um damit das Küken zu füttern. Sollte dem Muttervogel unterwegs etwas zustoßen, macht sich das Männchen trotzdem auf den Weg zurück ans Meer, angetrieben von seinem Stoffwechsel, der darauf drängt, Nahrung zu suchen. Zuvor ist der Ruheenergieumsatz reduziert und erst wenn die Fettreserven so weit verbraucht sind, dass die Pinguine noch ausreichend Energie besitzen, um bis zum Meer laufen zu können, nehmen die Signale des sympathischen Nervensystems wieder zu. Der Pinguin will sich bewegen, wird unruhig, auf den letzten Kilometern wird er nicht nur seine letzten Fettreserven verbrauchen, sondern auch zunehmend Eiweiß. Dieses Signal, auch als »wahrer Hunger« am Ende eines mehrwöchigen Fastens beschrieben, empfinden unsere Gäste nie, denn heute sind die Fastenperioden kürzer.

Was in den Medien oft als Jo-Jo-Effekt identifiziert

und als implizite Kritik an Diäten geahndet wird, ist also durchaus ein natürlicher Effekt. Tiere und Menschen, die im Einklang mit der Natur leben, nehmen entsprechend der Jahreszeit und der jeweiligen Verfügbarkeit von Nahrung ab und wieder zu, ihr Gewicht variiert, ohne dass ihnen eine Charakterschwäche oder mangelnde Disziplin attestiert werden müsste. Der Kaiserpinguin fastet bis zu sechs Monate im Jahr und das über einen Zeitraum von etwa fünfunddreißig Jahren, ohne dabei fetter zu werden. »Weight Cycling« ist also etwas vollkommen Natürliches.

So wie Tiere fasten, können auch Menschen fasten. Und sie können es, weil sie für die buchstäblich mageren Zeiten Reserven anlegen: Fettgewebe als Brennstoff, Vorräte an Vitaminen sowie funktionelle Reserven an Mineralien und essenziellen Fettsäuren. Heute ist es erwiesen, dass intermittierendes Fasten und hypokalorische und ausgeglichene Ernährung gegen die Alterungsprozesse schützen.

Unsere Gäste fasten freiwillig. Der Großvater machte seine erste Fastenkur eigentlich aus Verzweiflung.

Nach sechzehn Jahren in der Marine hatte man ihn im März 1918 wegen »Ganzinvalidität« entlassen. Er war im September 1917 an entzündlicher Arthritis erkrankt, die mit den üblichen Therapien nicht geheilt werden konnte, ihn stark quälte und in seiner Bewegung massiv einschränkte. Zu diesem Zeitpunkt hatte er bereits vier Kinder und den Plan, sich als praktischer homöopathischer Arzt in Witzenhausen an der Werra niederzulassen, wo er bereits als Dozent für Tropenhygiene für wenig Geld

Landwirte für die Arbeit in den ehemaligen deutschen Kolonien ausbildete. Ein Marinekamerad, der sein hinkendes Elend sah, empfahl ihm eine Fastenkur bei einem gewissen Dr. Riedlin in Freiburg. Dieser Kollege, der wie der Großvater zu den »Lebensreformern« gehörte, hatte bereits eine fünfundzwanzigjährige Fastenpraxis und sah Fasten als »die konzentrierteste Form der Naturheilkunde an. Sie nimmt in ihrem Heilmittelschatz etwa dieselbe Stelle ein wie unter den Heilweisen der allopathischen Medizin die chirurgische Operation. Ist Hunger der beste Koch, so ist Fasten der beste Arzt. Das ganze Verfahren trägt das Siegel der Einfachheit und ist auf dem Gebiet der Krankenbehandlung das Ei des Kolumbus.«

Spartanisch und ohne jene Hilfsmittel, die er später selbst entwickelte, durchstand der Großvater seine erste Kur: »Als ich am 19ten Tag das Fasten beenden musste, war ich schwach, mager, aber ich konnte alle Gelenke bewegen wie ein gesunder Rekrut. Diese Kur rettete mir wahrhaftig Existenz und Leben.«

Ich bin mir ziemlich sicher, dass erst diese existenzielle Erfahrung am eigenen Leib den Großvater dazu brachte, gegen alle Widerstände seiner Zeit, gegen Vorurteile der Kollegen und Skepsis seiner Umgebung, eine medizinische Methode zu entwickeln. Aber seine Suche passte auch historisch in die Zeit.

Stefan Zweig beschrieb diese Jahre nach dem Ersten Weltkrieg wie einen Marktplatz für Ersatzreligionen: »Welch eine wilde, anarchische, unwahrscheinliche Zeit, da mit dem schwindenden Wert des Geldes alle anderen Werte ins Rutschen kamen! Eine Epoche begeisterter Ekstase und wüster Schwindelei, eine einmalige Mischung von Ungeduld und Fanatismus. Alles, was extravagant und unkontrollierbar war, erlebte goldene Zeiten: Theosophie, Okkultismus, Spiritismus, Anthroposophie, Indische Heilslehren und Paracelsischer Mystizismus.«

Was mein Großvater erlebt hat bei seinem ersten Fasten, verband er mit seinem medizinischen Wissen. Kernsätze Riedlins hatten sich ihm eingeprägt: »Nicht die Enthaltung der Nahrung macht – gegebenenfalls – Fasten unangenehm, sondern die Rückvergiftung genannte Überschwemmung des Blutes mit Krankheitsstoffen (Stoffwechselschlacken) aller Art.« Daher »ohne Reinigung keine Heilung«.

Ich wünschte, der Großvater könnte erleben, welche Erkenntnisse die Wissenschaft zum Thema Fasten hervorgebracht hat, denn obwohl das Fasten seit Jahrtausenden praktiziert wird, ist es erst in letzter Zeit wirklich gründlich untersucht worden. Annahmen wie die von Riedlin, dass Fasten den Körper von »Schlacken« befreie, sind zwar bis heute populär und befeuern unter dem Label »Detox« die Wellnessindustrie, entbehren aber jeder wissenschaftlichen Grundlage, wie der britische Arzt Michael Mosley, Guru der angelsächsischen Fastenszene, aber auch viele schulmedizinische Fastenkritiker bewiesen.

Die Dringlichkeit, mit der diese Forschungen betrieben werden, haben einen handfesten Grund. Unsere Lebenserwartung steigt stetig. Wir werden immer älter, doch leider mit starken Begleiterscheinungen. Denn wir leben nicht nur länger, wir leben auch üppiger als unsere Vorfahren. Die heutigen Wohlstandsgesellschaften der industrialisierten Welt kennen, anders als zu den Zeiten des Großvaters, nichts anderes als die Fülle, das Überangebot, die ständige Verfügbarkeit von allem, was einmal aus ökonomischen oder moralischen Gründen als Luxus ausgeklammert war. In meiner Kindheit und auch der meiner Kinder galt die Devise, zwischen den Mahlzeiten nichts zu essen. Das waren immerhin etwa viereinhalb Stunden. Heute sind es angeblich nur mehr drei. Europäische Studien zeigen, dass wir heute über dreihundert Kalorien mehr zu uns nehmen als früher. Wir haben es also mit einem Phänomen der Überernährung zu tun und völlig vergessen, was es heißt, hungrig zu sein.

Dieser Lebensstil begünstigt die Entstehung von Zivilisationskrankheiten wie Diabetes, Bluthochdruck, Fettleibigkeit, Krebs. Mit der Anzahl dieser Krankheiten wächst auch der Medikamentenkonsum, der wiederum durch die Nebenwirkungen der Arzneimittel neue Krankheitsbilder schafft, deren Auswirkungen wir noch gar nicht kennen. Immerhin ahnen wir, dass die Konzentration auf die medikamentöse Behandlung in eine Sackgasse führt. Den heftigen Gegenwind, den der Großvater ebenso spürte wie die anderen Pioniere der Naturheilverfahren – Johannes Schroth, Sebastian Kneipp, Max Oskar Bircher-Benner, Franz Xaver Mayr –, müssen die Kollegen heute nicht mehr ertragen. Und obwohl wir im Moment eine regelrechte Fastenrenaissance erleben, haftet dem Fasten noch immer etwas unsympathisch Asketisches an, etwas Zölibatäres, das wahlweise als elitär oder neurotisch verspottet wird.

Dabei herrscht unter den Fastenforschern regelrechte Aufbruchsstimmung. In Russland, Deutschland, Frankreich und den USA beschäftigen sich Ärzte und Biologen ganz gezielt mit dem Fasten: Welche Mechanismen wirken beim Fasten? Bei welchen Erkrankungen sind diese hilfreich? Lassen sich Umweltgifte durch Fasten ausscheiden? Welchen Einfluss hat das Fasten auf die Psyche? Und die Ergebnisse sind erstaunlich: Insbesondere bei der Krankheit des Jahrhunderts könnte das Fasten als ergänzende Heilbehandlung einen neuen Ansatz für die Krebstherapie bieten. Unbestritten ist die Wirkung des Fastens auf die Adaptions- und Selbstschutzfähigkeit unserer Körperzellen und auf unser Immunsystem. Menschen, die regelmäßig fasten – und diese Regelmäßigkeit wird uns noch beschäftigen –, leiden weniger unter Bluthochdruck und Übergewicht, unter Asthma und Arthritis, aber auch weniger unter Demenz, Alzheimer und psychischen Störungen.

Der Großvater hat nicht nur erkannt, welche therapeutischen Qualitäten es hat, wenn wir einen künstlichen Mangel in unserer Ernährung herstellen. Sich immer wieder zurückzuziehen empfand er auch deshalb als so wichtig, weil aus eigener Erfahrung ein solcher Rückzug nicht nur für den Körper, sondern auch die Seele eine weitreichende Wirkung hatte.

Ein bewusster Verzicht auf Zeit.

Der Aufbruch zum Fasten kann also ein Entzug sein, ist aber gleichzeitig ein Rückzug.

Der Großvater, nach wie vor Außenseiter und angefeindet von Schulmedizinern, erkennt 1935 in seinem Hauptwerk *Das Heilfasten und seine Hilfsmethoden* die Bedeutung der Psychosomatik, wenn auch mit anderen Worten:

»Die wichtigste Hilfsmethode, die eigentlich mit jeder Art von Kur verbunden sein sollte, aus triftigen Gründen aber ganz besonders mit der Fastenkur, ist dabei die Psychagogik, die heilende Seelenführung.«

Beim Fasten geht man nicht nur auf Abstand zu Schweinebraten, Torte und Prosecco, man verlässt auch gedanklich vertrautes Terrain.

Es ist ein Fehler, Fasten nur als leibliche Übung zu betrachten, die Seele will »Lösungen, die weiterzielen«. Im Fasten muss der Hunger nach »geistiger Diät« gestillt werden, und so entstand die erste Vision einer »Heilatmosphäre«, zu der Vorträge, Gespräch, Literatur, Musik und Kunst, aber auch Gebet und Religion gehören.

Dass jeder Aufbruch auch ein Ende markiert, wissen wir aus der Bibel. Wenn Johannes in der Wüste schreiend alle auffordert, Buße zu tun, dann tut er das mit der Wucht eines apokalyptischen Konzepts: Das Ende ist nahe. (Markus 1,3) Ostentative Frömmigkeit, wie sie in den Evangelien im engen Verbund mit Beten und Fasten existiert, ist uns heute suspekt. Die vierzig Tage, die Jesus als frischgetaufter, angehender Prophet aus Galiläa alleine in der Einsamkeit zugebracht haben soll, spuken aber immer noch in unseren Köpfen herum: Er lebte bei den wilden Tieren, und die Engel dienten ihm (Markus 1,13). Je schlichter die Narration vom Eremitenleben, desto stärker ist ihr Potenzial als Legende. So gerädert die Leute zu uns an den Bodensee kommen, so stolz sind sie, wenn sie die Kur geschafft haben und mit handfesten Zahlen belegen können. Vielleicht nicht vierzig Tage, aber vierzehn Tage und sieben Kilo weniger!

Die Fastenkur in der Einöde diente Jesus, da sind sich die Interpreten der Evangelien einig, als Orientierungszeit für sein späteres Tun. Heute würde man vielleicht von Brainstorming, von einer gewissen Erwartungshaltung sprechen, die sich mit dem Rückzug in die Einsamkeit verwebt. Mit dem Ortswechsel verknüpft sich die Hoffnung auf eine Vision, eine innere Stimme, eine kleine Erleuchtung – und dass man dafür besser nicht nach Las Vegas (oder Babylon) fährt, liegt auf der Hand. Es ist nicht Ablenkung, die angestrebt wird, sondern »Umlenkung«.

Abgeschiedenheit allein ist seit jeher vergleichsweise einfach zu bekommen. Eine Suite im Hotel, eine Hütte im Gebirge, eine Höhle im Wald geben einen äußeren Rahmen, aber das Gefühl einer geschützten Privatsphäre, die den Rückzug nicht zum Horrortrip in die Einsamkeit werden lässt, stellt sich nicht automatisch ein. Der äußere Raum braucht einen inneren Raum, der korrespondiert, um nicht zu einem Gefängnis zu werden. Für Otto Buchinger hatte der Rückzug eine spirituelle Dimension. Der Rückzug verliert seinen Wert, wenn er sich nicht gegen etwas anderes abgrenzen lässt. Der Großvater glaubte fest daran, dass zur »Diätetik der Seele, der inneren Hygiene der Seele« nicht nur die Reflexion gehörte, ein uns ganz vertrauter Gedanke, auch wenn uns die Terminologie der »seelischen Hygiene« vielleicht irritiert, sondern auch die »Meditation und die Adoration«.

»Freier Wille und innere Reise«, sagte der Großvater, seien entscheidend: Ohne bewusste Entscheidung keine Transformation. Der entscheidende Unterschied zwischen Fasten und Hungern ist, dass einem niemand das Essen wegnimmt, sondern dass man es freiwillig sein lässt. Die bewusste Entscheidung konditioniert einen für den Fastenprozess und hilft einem, das Fasten als etwas Positives wahrzunehmen und den Prozess gut durchzustehen. Aber man muss das aus freien Stücken entscheiden. Deswegen gibt es auch ein Mindestalter: Wer jünger ist als achtzehn Jahre, muss ein Elternteil oder eine andere Aufsichtsperson dabeihaben.

Wir lernen aus all diesen Überlegungen, dass ein Reservemodus, wie wir ihn in einer Fastenkur simulieren, einen tiefen Sinn hat, und nur mit einem Bewusstsein für diesen Sinn das Fasten umgekehrt sinnvoll ist. Ohne diese mentale und spirituelle Dimension wäre Fasten nur als Verlust zu erleben. Dabei hat es so viel mehr zu bieten. Wir müssen es nur tun. Die Frage ist jedoch, wann.

Gibt es einen guten oder schlechten Zeitpunkt? Nur den einen richtigen? Oder spielt Zeit keine Rolle, weil sich derjenige, der fastet, sowieso ausklammert aus den gewohnten Verhältnissen? Wenn wir warten, bis wir Zeit haben und sich das berühmte Zeitfenster öffnet, werden wir nie fasten.

Es gibt beides, den falschen und den richtigen Zeitpunkt. Ungünstig ist ein Rückzug, wenn wir mitten in einem Arbeitsprozess stecken, unter Druck oder vor einer Prüfung stehen, das Fasten zwischen zwei Termine zwängen oder einfach so viel Arbeit haben, dass wir mit dicken Akten anreisen. Ein schlechter Zeitpunkt ist generell, wenn man »unerledigte Geschäfte hat«, wie die Psychologin Kübler-Ross sagt. Auch kurz vor großen Festen wie Weihnachten faste ich persönlich nicht gerne, da riecht es einfach an jeder Ecke schon so köstlich nach Plätzchen, man möchte Geschenke kaufen, in der Küche werkeln, Freunde und Familie treffen. Es ist eine sinnliche Zeit und für viele kein guter Termin, um zu fasten.

Es gibt Menschen, die sich auf ein wichtiges Ereignis mit Fasten vorbereiten, und sei es, um auf der Hochzeit in das Kleid zu passen.

So wie es einen falschen Zeitpunkt gibt, gibt es auch einen richtigen. Wenn der Arzt bei der Untersuchung, die jedem Fasten vorangeht, feststellt, es ist fünf vor zwölf, oder wenn ich sagen kann, jetzt kann ich zur Ruhe kommen, jetzt bin ich auch innerlich bereit. Diesen Zeitpunkt sucht man sich allerdings nicht immer aus. Gerade nach gravierenden Schicksalsschlägen oder Karriereeinbrüchen kommen die Leute zum Fasten zu uns. Nach einem Erfolg fahren sie zum Feiern nach St. Tropez oder Mallorca, nach Misserfolgen zu uns. Sie lecken ihre Wunden, lassen los, lassen sich fallen, weil sie sicher sein können, dass wir sie auffangen. Dieses seelische Streicheln und körperliche Pampering führt oft in die Regression, und diese hilft dabei, in sich zu gehen.

Heilfasten ist eine gute Initialzündung für einen Änderungsprozess (Change), weil der mit dem Fasten einhergehende Rückzug bedeutet, auf sich selbst zurückgeworfen zu werden (Wendung nach innen). Man wird aus der gewohnten Umgebung herausgenommen. Alles ist zunächst fremd. Alle Gedanken, jeder Traum, alles, was dann mit einem passiert, ist hilfreich, diesen Änderungsprozess vorzunehmen und neue Ideen zu entwickeln – für eine bestimmte Lebensweise, ein bestimmtes Rollenverständnis.

Fasten ist nicht nur ein Anfang, sondern kann auch ein Ende bedeuten, das Ende des alten Menschen.

Diese Idee der Umkehr hat den Großvater sehr beschäftigt. In der Antike sprachen die Philosophen von Metanoia (Platon), in der Thora ist es die Teschuva, welche den Moment der inneren Umkehr und Buße beschreibt. Der Großvater hatte für diesen Moment, wenn der alte Adam stirbt, ein schönes Bild: Die Hülle, in der die dicke fette Raupe sich verpuppte, bricht auf und der Schmetterling kommt heraus.

Von Natur aus würden wir immer weiter essen aus lauter Begeisterung, weil so viel da ist. Süßes und fettes Essen löst auch momentane Glücksgefühle aus. Aber wenn wir unserem Körper zuhören, wissen wir, dass uns das nicht guttut. Ein kranker Hund frisst Gras, um sich zu erbrechen. Wenn man Grippe hat, hat man keinen Appetit. Die Menschen vor tausenden Jahren haben erkannt, dass Fasten etwas mit einem macht. Menschen müssen eine Erfahrung machen und feststellen, dass sie ihnen guttut. Doch davor steht die Sehnsucht nach einem Neuanfang, viele Menschen sind nicht zufrieden mit ihrem Leben. Viele träumen von Veränderung. Sie sind nicht zufrieden mit ihrem Partner, mit ihrem Beruf, mit sich selbst auch nicht. Viele Frauen mögen ihren Körper nicht. Bei den Männern ist es eher ihr Status, mit dem sie unzufrieden sind. Sie leiden unter mangelnder Anerkennung, sehen sich selbst nicht als besonders tolle Kerle. Da hat die Selbstoptimierungsindustrie eine Menge dazu beigetragen, zu diesem grassierenden Gefühl der Unzufriedenheit. Sind auch wir Teil dieser Selbstoptimierungsindustrie? Es ist wahr: Wer nach Ende der Behandlung von hier abreist, fühlt sich besser und sieht auch besser aus. Aber: Wir liefern darüber hinaus die Chance zu einer Transformation.

Teilweise wird uns auch vorgeworfen, wir profitierten von dem Wunsch vieler Menschen, Gewicht zu verlieren.

Wir begreifen uns nicht als Schlankheitsinstitut. Aber dass ein großer Teil der Bevölkerung aus gesundheitlichen – nicht optischen! – Gründen dringend Gewicht verlieren müsste, ist unbestritten.

Das hat aber nichts mit Fasten zu tun. Gewicht kann man auch verlieren, indem man weniger Zucker und weniger Fett zu sich nimmt oder generell die Kalorienzufuhr reduziert und sich mehr körperlich bewegt. Dazu braucht man auch keinen Arzt, keine Schwester, keinen Therapeuten.

Fasten dagegen ist ein tiefgreifender Prozess, eine »Operation ohne Messer«, und bedarf einer fachkundigen Begleitung.

Ja, es kommt im Nebeneffekt auch zu einer Gewichtsreduktion. Aber die Wirkungen zielen auf einen tiefen Reinigungsprozess im Stoffwechsel und gleichzeitig auf eine Begegnung mit sich selbst.

Wir vermitteln einen Bewusstwerdungsprozess, darin unterscheiden wir uns vom Dogma der Selbstoptimierungsbranche. Wir sagen unseren Gästen nicht, sie sollen sich an ein bestimmtes Rollenbild anpassen. Wir vermitteln den Menschen Freude und Selbstliebe. Du bist okay, aber wenn du willst, kannst du an dir arbeiten. Mein Großvater meinte, dass man geistig reifen muss, und dass dann alles von allein kommt. Dadurch wird man glücklicher, erfolgreicher und ein besserer Mensch. Dazu möge man noch in die Kirche gehen und regelmäßig fasten.

Wir sagen, wer mit dem Fasten beginnt, begibt sich auf eine Reise. Der Aufbruch ist mühsam, aber das Ziel lohnt sich.

Bei uns fangen die Leute an. Und zwar mit dem Anfangen. Denn so weitermachen wie bisher geht nicht. Warten hilft nicht. Oder doch?

II
STILLSTAND

Während uns das Fasten mit den Tieren verbindet und jeder Blick in die Natur uns daran erinnern kann, dass wir ein Teil von ihr sind, vielleicht sogar Teil eines größeren Plans, gibt es etwas, das uns Menschen radikal von anderen Lebewesen unterscheidet: die Fähigkeit, uns zu langweilen.

Sobald sich unser Leben verlangsamt, werden wir nervös. Denn wir treten in der Regel nicht freiwillig kürzer, sondern nur, wenn wir dazu gezwungen werden, weil wir zum Beispiel die Grippe haben, einen Zug verpassen, im Aktivurlaub wegen Gewitter die Hike & Bike-Tour abgesagt wird. Oder wenn wir fasten.

Was passiert, wenn wir in kurzer Zeit von Turbogeschwindigkeit über Slow-Motion auf Stillstand herunterschalten?

Der Horror vacui, der leere Raum, in dem wir auf die vermeintlich leere, weil ereignislose Zeit blicken, ist für alle, die diesen Raum zum ersten Mal betreten, kein attraktiver Platz.

Wir beginnen nach den Aufregungen der vielleicht weiten Anreise, der ärztlichen Aufnahmeuntersuchung und der inneren Reinigung durch Glaubersalz die darauffolgende Phase des Stillstands leicht erschöpft, aber gespannt. Was wird jetzt passieren mit uns? Mit unseren Gedanken, unserem Körper?

Um zu verstehen, was beim Fasten im Körper passiert, müssen wir uns erst mal grundsätzlich darüber klar werden, dass wir physiologisch von zwei Ernährungsprogrammen sprechen. Im ersten Programm, konventionell als »Essen« bezeichnet, ernähren wir uns durch Speisen und Getränke in der Regel dreimal am Tag, und dieses Programm ist uns im Wesentlichen bekannt. Zur Erinnerung: Die Nahrung wird durch den gesamten Verdauungstrakt – von der Mundhöhle bis zum Enddarm – aufgeschlossen und verarbeitet. Die verwertbaren Bausteine werden mit dem Blutstrom in alle Körperzellen transportiert. Diese Verdauungsarbeit versorgt uns mit sogenannten Energieträgern und Nährstoffbausteinen und strahlt dabei Wärme ab.

Diese Nährstoffbausteine dienen der Erneuerung der veralteten und geschädigten Zellbestandteile und dem Wachstum. Wieviel Nahrung wir zu uns nehmen, steuern Hunger und Sättigung und, wie wir ahnen, oft auch das Gefühl eines emotionalen oder mentalen Defizits, von dem wir annehmen, es auf diese Weise durch Spaghetti Carbonara, eine Käse-Schinken-Pizza oder eine Käsesahnetorte, um das klassische »Comfort-Food« zu nennen, beheben zu können. Im Hintergrund lauern das Hormonduo Leptin und Grellin. Besonders wenn fette und süße

Nahrung zur Verfügung steht, essen viele Menschen nicht mehr nach ihren ursprünglichen Körpersignalen, sondern nach ihren Gelüsten. Sie geraten in Gefahr, mehr zu sich zu nehmen, als ihre Körperzellen brauchen, und werden an Gewicht zulegen. Chemisch gesehen stehen sie schlicht unter dem Einfluss des hormonellen Dopamin-Belohnungssystems. Dass ihre Leistungsfähigkeit sinkt, wenn sie zu viel gegessen haben, nehmen sie in Kauf. Wir als Volk einer Auto-Nation stellen uns diesen Prozess natürlich am liebsten in Analogie zu einem Verbrennungsmotor vor. Wenn mehr gegessen als verbraucht wird, legt der Körper Fettpolster an: unseren Reservekanister. So weit, so bekannt.

Interessanter ist das zweite Programm, das Fasten. In der Fastensituation führt der Mensch zwar keine Nahrung von außen zu, der Körper schaltet aber für eine bestimmte Zeit auf »innere Ernährung« um. Die Energieträger holt er sich aus den körpereigenen Depots, in erster Linie aus dem Fettgewebe und in kleinerem Maße aus den Eiweißstrukturen, genauer: den proteinogenen Aminosäuren. Da der Verdauungstrakt nichts zu tun hat, entsteht auch keine Wärme, weshalb man beim Fasten leichter friert. Die Zellerneuerung und das Wachstum müssen nun aus den körpereigenen Reserven am mobilisierbaren Gewebe geschehen. Da nun weder Hunger noch Sättigung eintreten, entsteht ein Gefühl von Bedürfnislosigkeit. In diesem Zustand funktioniert der Mensch immer noch auf einem guten energetischen Niveau, solange er Hektik und Stress vermeidet und einen Gang herunterschaltet. Um beim Autovergleich zu bleiben, fährt das Auto anstatt zur Tankstelle auf Reserve. Die Fettzellen geben die gespeicherten Kalorien direkt ins Blut ab, sodass der Körper weiterhin, nur von innen, genährt wird (und das Auto weiterfährt). Entscheidend ist, zu verstehen, dass wir tatsächlich umschalten können zwischen beiden Ernährungsprogrammen.

Dieses Umschalten ist, sieht man sich den Prozess genauer an, spannend wie ein Krimi. Die zwei Hauptakteure und Gegenspieler dabei heißen Sympathikus, bekannt als Kampf- oder Fluchtsystem, und Parasympathikus, bekannt als Ruhe- und Reparatur-System, die das vegetative oder autonome Nervensystem steuern, jenes System, das sich zu unserem Bedauern unserer Kontrolle entzieht. Wenn wir unter Stress stehen, dann ist es der Sympathikus, der ungeachtet seines Namens dafür sorgt, dass unser Puls steigt, dass sich die Atmung beschleunigt, dass Cortisol ausgeschüttet wird und Blut aus dem Verdauungstrakt in die Muskulatur verlagert wird, damit wir schnell davonlaufen, auf einem Baum klettern oder den Löwen erlegen können.

Wenn Organsysteme in unserem Körper schwach oder krank sind oder wenn wir unter psychischen Stress geraten, erhöht sich die Belastung des sympathischen Nervensystems. Der Sympathikus ist ein sogenanntes kataboles Nervensystem. Das bedeutet, wenn viel Cortisol ausgeschüttet wird, wird Muskelmasse abgebaut. Sobald die Gefahr überstanden ist, meldet sich der Parasympathikus und fährt den Herzschlag herunter. Die Atmung verlangsamt sich, schickt Blut in Richtung Magen-Darm-Trakt, damit wir wieder verdauen können, und startet die Reparatur von Geweben. Auch die Libido wird reaktiviert. Denn während man mit einem Löwen ringt, denkt man für gewöhnlich nicht an Sex.

Wenn man aber nun permanent unter Druck steht, gehetzt und immer auf dem Sprung ist oder nicht in der Lage, nein zu sagen, spricht man von einer Sympathikus-Dominanz, und die ist alles andere als erfreulich. Das dauerhafte Verharren im Kampf- oder Fluchtmodus, der Überschuss an Cortisol, der ins Blut ausgeschüttet wird, wirkt sich auf den Stoffwechsel aus, hemmt nicht nur den Fettabbau, sondern sorgt im Gegenteil sogar für die Anhäufung von Körperfett. Wenn sympathisches und parasympathisches Nervensystem miteinander im Gleichgewicht stehen, setzt die Fettverbrennung automatisch ein, unterstützt durch sanfte Bewegung wie Yoga, Tai-Chi, Qigong oder Spazierengehen.

Stichwort Bewegung: Wer durchs Fasten abnimmt und dauerhaft schlank bleibt, bei dem ist innerlich weit mehr in Bewegung geraten, und nur dieser Bewegung ist die anhaltende Veränderung zu verdanken. Denn das sollte jetzt schon klar sein: Es ging dem Großvater und auch uns heute bei Buchinger Wilhelmi nie um »dick« oder »dünn«, nie um ein Weniger, sondern immer um ein Mehr. Was da in Bewegung gerät, ganz nebenbei und ohne Zwang, ist unser Denken. Erst der äußere Stillstand, der alle Zeiger auf null stellt, ermöglicht das Bewusstsein, in dem ein neuer Gedanke, vielleicht sogar eine tiefgreifende Erkenntnis über uns selbst reifen kann.

Die erste Beobachtung dabei richtet sich auf die subjektive Wahrnehmung von Zeit. Es ist interessant zu sehen, wie die Menschen bei uns mit Zeit umgehen. Viele überfällt bereits beim Einchecken an der Rezeption eine tiefe Müdigkeit. Der Alltagsstress, der Reisestress fallen langsam ab, vorsichtig lässt man los, und zunächst spürt man eine tiefe Erschöpfung. Manche schlafen die ersten Tage tief und traumlos. Kein Kaffee, kein Alkohol, keine Zigarette, kein Berufsstress. Allenfalls die digitalen Gerätschaften – Phones und Pads und Books – erinnern uns noch an das Leben zu Hause. Sich von diesen Geräten zu lösen, fällt den meisten schwerer, als auf feste Nahrung zu verzichten. Gleichwohl raten wir den Gästen, auf diese digitalen Störenfriede möglichst zu verzichten. Auf keinen Fall sollte man sie in öffentlichen Räumen, im Garten oder bei Anwendungen benutzen.

In diesem Schwebezustand am Anfang des Aufenthaltes bekommt die Zeit, gerade weil sie bei uns nur als Faktum der Koordinierung und Organisierung des Kurbetriebs existiert, eine neue Rolle für die Gäste. Sie kann gestaltet werden. Doch, und das ist der Witz, muss man erst in den Genuss des Stillstands, des Horror vacui kommen, um zu begreifen, dass es diese Option überhaupt gibt.

Ich glaube, es ist wichtig, an welchem Ort die Menschen zur Ruhe kommen. Für sehr wenige mag es auch inmitten einer Shopping-Mall möglich sein, inneren Frieden zu finden, aber die meisten von uns bevorzugen einen Platz, der diesen Prozess begünstigt, ganz einfach einen friedlichen Ort. In Überlingen anzukommen bedeutet, eine Art Zwischenreich zu betreten. Man hat sein Zuhause verlassen, einen Raum, der oft durch Enge, Überfrachtung oder Lärm definiert wird, und betritt einen Ort, der auf den ersten Blick noch kleiner wirkt. Ein winziges Städtchen, an das Ufer eines kleinen Meeres gequetscht, teilweise von einer alten Stadtmauer umschlossen – ein Ort, der auf den zweiten Blick genau die Qualität besitzt, auf die es uns beim Fasten ankommt: die Weite. Denn nur die Weite bietet Gelegenheit zum Nachdenken, bietet überhaupt so etwas wie Möglichkeit, bietet den Konjunktiv, das Was-wäre-wenn.

Der Bodensee ist eine horizontale Fläche, deren Anblick eine ungeheure Wirkung auf die Gäste hat. Der See beruhigt sie vom ersten Augenblick an. Sie sitzen auf ihren Balkonen und schauen stundenlang aufs Wasser, auf das andere Ufer, auf die Insel Mainau am Horizont. Selbst mir geht es so. Ich bin vom Sternzeichen her Fisch, habe eigentlich meine ganze Jugend vornehmlich im Westbad verbracht und war Tag und Nacht im Wasser, heute verbringe ich im Sommer eine Woche oder mehr auf dem See. Meinem Großvater war bewusst, wie wichtig die Entscheidung ist, wo man fastet, und wie wichtig die Natur ist, wie sehr sie uns trösten kann und dass es gut ist, für den Rückzug nach innen einen Ort zu wählen, der am Rande liegt.

Der Verleger Siegfried Unseld hat mit Martin Walser hier gern Schach gespielt. Walser wohnt hier gleich um die Ecke, in Nussdorf. Er hat diese Landschaft rund um den nördlichsten See Italiens, wie Rudolf Borchardt ihn genannt hat, in einen literarischen Kosmos verwandelt und aus dem Bodensee eine Projektionsfläche seiner Fantasie gemacht. Das kann man, wenn man kein Problem hat, die literarischen Ansprüche massiv zu senken, auch im Kleinen. Der See inspiriert die Gäste und regt ihre Fantasie an, nicht sofort, aber nach ein paar Tagen. Denn irgendetwas ist hier anders. Wenn man an Kraftorte glaubt, spürt man es sofort. Es ist kein Zufall, dass diese Gegend auch historische Bedeutung hat. Hier geschah schon immer Seltsames, das es woanders vielleicht nicht gegeben hätte.

Im Jahr 612 kam zum Beispiel der irische Mönch Gallus mit seinem Lehrer St. Columban an den Bodensee. Er wurde krank und musste hierbleiben. Aus seiner Eremitenzelle und einer kleinen Holzkirche, die er baute, entstand das Kloster St. Gallen und damit eines der geistigen Zentren Europas. Er ließ sich nicht zurück nach Irland schicken, blieb unter den Alemannen am Bodensee und setzte den Grundstein zu seinem historischen Projekt.

Von Irland, schon im frühen Mittelalter Heimat einer blühenden Klosterkultur und Zentrum lateinischer Gelehrsamkeit, zogen Mönche aus, obwohl ihre Insel erst halb bekehrt war, um auf dem Festland das Evangelium zu predigen und hier am Bodensee die Ungläubigen zu bekehren. Überlingen selbst geht auf eine alemannische Siedlung zurück, die unter Friedrich II. im frühen dreizehnten Jahrhundert zur »königlichen Stadt« wurde und eine erste Befestigung erhielt. Ihr politisches Selbstbewusstsein als eine durch großen Landbesitz wohlhabende freie Reichsstadt wuchs am Anfang des siebzehnten Jahrhunderts weiter, als die Schweden die Stadt mehrmals vergeblich bestürmten und belagerten. Heute gehen in den Wehrgräben Liebespaare spazieren, und den Bodensee zieren eine Reihe romantischer Städtchen, die zum Flanieren einladen.

Das Kulturerbe des Sees, St. Gallen, die Reichenau, das Kloster Salem, Überlingen, die schönen romanischen und gotischen Kapellen und Kirchen, die Klöster und Burgen, der See und die sanfte Landschaft verdichten das Fastenerlebnis, ganz egal, in welcher Religion man zu Hause ist. Dass etwas Spirituelles über dem See schwebt, spüren auch Atheisten. Denn auch wenn man denken könnte, es gehe beim Fasten doch nur um das Weglassen, ist es entscheidend, *wo* man still wird und zur Ruhe kommt.

Gerade viele unserer außereuropäischen Gäste mögen besonders die Wanderungen. Sie schätzen den Ort, sie lieben die Hügel, die Bewegung in der Natur und damit etwas, das für den Großvater ganz entscheidend war: dass man sich geistig und körperlich bewegt. Das klingt für uns recht einleuchtend, denn theoretisch wissen wir, wie wichtig die Stille ist, damit wir uns geistig fortbewegen. Wir sind fanatische Waldliebhaber, aber gehen trotzdem viel zu wenig in die Wälder und sitzen lieber am Computer. Der Grund dafür ist ein tiefsitzendes Misstrauen gegenüber allen Menschen, die zu viel Zeit haben. Zu viel Zeit zu haben, ist besonders in unserem Jahrhundert fast obszön. Während einer Fastenkur, das hat der Großvater visionär festgestellt, lernen wir eine Menge darüber, was uns wirklich voranbringt und wofür wir nur Zeit verplempern.

Um Zeit zu begreifen, halten wir uns für gewöhnlich an die Ereignisse, die in ihr geschehen. Je schlichter und banaler diese Ereignisse sind, desto mehr Gewicht bekommt die Zeit. Schnell noch aufräumen, rasch zur Arbeit, mittags den Einkauf erledigen, am Wochenende die E-Mails bearbeiten und die anstehende Woche vorbereiten. Wenn wir so leben, fliegt die Zeit nur so dahin, sie zerrinnt uns zwischen den Fingern. Wenn das alles wegfällt, liegt die Zeit bleiern über uns, und nichts bewegt sich. Weil kaum etwas passiert, spüren wir die Wirkung der Zeit nicht mehr, oder aber, und da wird es interessant, die Möglichkeiten, die in ihr liegen, jenen bereits erwähnten Konjunktiv. Was wäre, wenn ich jetzt anfinge, ein Bild zu malen? Was wäre, wenn ich meine Arbeitszeit halbierte? Wenn ich wieder Kontakt zu meinen Kindern, meine Eltern, meinen alten Freunden aufnähme? Wenn wir Zeit haben wird uns die Zerbrechlichkeit unserer Identität begreifbar. Wir kennen aus unserem Alltag das Gefühl des Immergleichen, der Routine, der inneren Leere bei äußerer Hast zur Genüge, es fühlt sich öde an und mühselig, und deshalb decken wir diese Leere zu, oft und gerne durch Essen und Trinken.

Unsere Gäste sitzen über Stunden bei ihrem Kräutertee und reflektieren, selbst wenn es ihnen nicht bewusst ist, über die Art, wie sie leben, oder anders gesagt, was oder wer den Takt für ihr Leben vorgibt.

Wir können uns sicher darauf einigen, dass in der heutigen Zeit Geld und die Uhr den Zeittakt vorgeben. Eine derart gesellschaftlich geprägte Zeiterfahrung ist eine Form der Disziplinierung, die uns eine Menge abverlangt. Zeit ist nicht länger eine innere Erfahrung, sondern etwas Gesellschaftliches, das unser Leben bestimmt, ein unaufhörliches Ticktack, das uns in Atem hält, eine Uhr, von der wir den Blick nicht abwenden können. Zeit existiert für uns nur mehr als Zeitdruck. Dass daran etwas faul ist, dass es keine einheitlich messbare Zeit gibt, wusste schon Seneca: »Eher werden noch die Philosophen übereinstimmen als die Uhren.«

Wie wir gesehen haben, kommen viele Gäste mit einer Sympathikus-Dominanz zu uns. Dieses Ungleichgewicht bleibt in den ersten Tagen bestehen. Denn auch am Anfang der Fastenkur dominiert der Sympathikus noch mit dem Hauptbotenstoff Adrenalin, der ausgeschüttet wird, wenn der Blutzucker absinkt und der Magen leer ist. Eine natürliche Reaktion, denn das Adrenalin sendet dem Stoffwechsel ein dringendes Signal: »Du musst umschalten. Von außen kommt nichts mehr. Ihr müsst die Zuckerreserven aus der Leber (Glykogen) holen und ihr Fettzellen, bereitet euch darauf auf, eure Fettsäuren abzugeben. Du, Leber, versorge uns aus deinem Eiweißspeicher, und alle Gewebe im ganzen Körper sollen das verzichtbare Eiweiß hergeben und das entbehrliche Wasser rauslassen!« Der Sympathikus fordert von Mund, Magen und Darm eine Drosselung ihrer Säfteproduktion und Aktivitäten, vom Herzen dagegen einen kräftigeren Schlag. Die Produktion von Cortison mit seiner entzündungshemmenden Wirkung wird in dieser ersten Phase ebenfalls angeregt.

Und es ist ja auch aufregend. Sich zu einer Fastenkur aufzuraffen, kostet Kraft. Allein von zu Hause wegzugehen, stellt für viele eine Herausforderung dar. Sich dann in die Hände von jemand Unbekanntem zu begeben, verlangt Mut – vor allem beim ersten Mal. Dazu der Nahrungsverzicht und das Alleinsein, die französische Schriftstellerin Florence Servan-Schreiber beschrieb es schön: »Dann dachte ich, ich wäre einsam, ich würde frieren, ich würde mich langweilen. Ich habe nie gefroren, ich habe Freunde fürs Leben gefunden und ich habe mich keine Sekunde gelangweilt.«

Nach dieser Ermunterung des Sympathikus, die sich über die ersten drei Tage der Fastenzeit erstreckt, folgt der Übergang in die parasympathikotone Phase und damit in das ruhigere Fahrwasser des Fastenstoffwechsels. Jetzt beginnen die positiven Effekte des Fastens.

Hoher Blutdruck sinkt bis zur Normalisierung. Die Pulsfrequenz verlangsamt sich. Der Blutzuckerspiegel stellt sich auf einen niedrigeren Normwert ein. Die Fettzellen setzen regelmäßig ihr Fett aus den Speichern frei, das sich in Ketonkörper umwandelt sowie den Glyzerinanteil abgibt.

Sobald der Parasympathikus den Sympathikus nicht länger nur hemmt, sondern tatsächlich dominiert, beginnt der Körper zu regenerieren. Während wir also vermeintlich faul auf der Liege dösen, den mitgebrachten Roman auf dem Schoß und den Blick milde in eine vielversprechende Zukunft gerichtet, sind in unserem Körper Selbstheilungskräfte am Werk.

Weil die Fastensituation mit einer Energieeinsparung verbunden ist, nimmt die Produktion von Schilddrüsenhormonen ab. Der Verdauungstrakt freut sich über die Pause und nützt sie für Aufräumarbeiten. Die Eiweißmobilisierung wird in Abwesenheit von Glukose durch das Wachstumshormon gebremst, um das Zelleiweiß zu schonen. Die Tendenz zur Entwässerung wird durch das Hormon Aldosteron reguliert. Jetzt sieht man die Fastenden oft mit einer Wolldecke über Bauch und Beinen, denn ohne Verdauung keine Wärme.

Der Stillstand existiert also bei näherem Hinsehen weder auf mentaler Ebene und noch auf physischer Ebene. Es kommt uns nur so vor, dass nichts passiert, weil das, was wir erleben, anders ist als sonst. Es gibt Menschen unter den Gästen, die mit der Situation nicht gut umgehen können. Hier regen wir unter anderem zu geistiger Nahrung an, wie es der Großvater empfohlen hat: Musik, Lektüre oder Kunst, entweder im Malatelier selbst produktiv zu werden oder, wie er sagt: »Bildkunst-Betrachtung ... Es ist wahrlich nicht gleichgültig, was da von den Wänden Stunde für Stunde, Tag für Tag, Jahr für Jahr auf uns herabsieht ... Was von den Wänden grüßt, gehört jedenfalls zur Nahrung unserer Seele.«

Wir halten die Leute auch von morgens bis abends auf Trab, wenn sie das wollen. Sie können sich also, wenn sie möchten, ablenken mit Wandern, Yoga oder Tai Chi, Wirbelsäulen- oder Wassergymnastik sowie mit einem Saunagang. Abends bieten wir Vorträge, Lesungen oder Filme rund um das Thema Heilfasten und Gesundheit an – aber auch zu den Themen Kultur, Literatur, Psychologie oder Philosophie. Oft sitzen Gäste aus aller Herren Länder abends noch lange im Salon und unterhalten sich. »Kommt, reden wir zusammen. Wer redet, ist nicht tot«, sagt Gottfried Benn. Es entstehen Freundschaften bei uns, auf den Wanderungen oder beim Warten auf die Schwester beim Morgencheck.

Die Atmosphäre ist auf eigenartige Weise intim. Als teilten alle ein Geheimnis, über das sie sich, aber nur in Andeutungen, austauschen wollen. Ist es, weil sie sich langweilen? Oder weil sie in genau dieser Langeweile, wie Arthur Schopenhauer sagt, auf einmal Zeit als solche erfahren? Der Stillstand, den die Gäste unweigerlich nach wenigen Tagen spüren, ist ein Herausfallen aus der linearen Zeit, die unser alltägliches Leben zusammenhält und uns oft erschöpft und leer zurücklässt.

Die Tage verlaufen gleich, in einer gewissen Ordnung, die dem Großvater aber sehr wichtig war. Schon Sebastian Kneipp zählte zu seinen Säulen die »Ordnungstherapie«. Damit meinte er nicht die äußere Ordnung, sondern das sorgfältige Einhalten der natürlichen Abläufe, wie Schlafen und Wachen, Ruhe und Bewegung, Einatmen und Ausatmen. Während äußerlich sehr wenig passiert und die Ereignisdichte immer dünner wird, schlummert im Stillstand ein ungeheures Potenzial. Ich würde es mit dem Moment vergleichen, in dem sich die Wellen zurückziehen und die Welt tatsächlich kurz den Atem anzuhalten scheint, um sich danach mit großer Wucht wieder zu entladen. Goethe, den mein Großvater bei jeder Gelegenheit zitierte, erzählte einmal von einem Engländer, der sich »aufgehangen habe, um nicht mehr täglich sich aus- und anziehen zu müssen«. Wie schafft man also den Sprung weg von diesem geordneten Zeitablauf, der einen leer zurücklässt, zu jenem Stillstand, jener Langeweile, die für Kierkegaard, einen anderen Lieblingsautor des Großvaters, die Ursprungsmacht von Kultur und Geschichte darstellt?

In Samuel Becketts *Warten auf Godot* wissen die Protagonisten nicht, worauf sie warten, und haben keine Ahnung, was sie tun sollen. Aber anders als bei Beckett, der über unsere eifrigen Versuche, die Zeit totzuschlagen, spottet und offenlässt, ob es Godot überhaupt gibt, ist nach meinem Dafürhalten die Langeweile, die bei Buchinger entsteht, kreativ.

»Alles Unglück kommt davon, dass die Menschen unfähig sind, in Ruhe in ihrem Zimmer zu bleiben, weil sie es nicht alleine mit sich aushalten.«, lautet die viel zitierte Beobachtung von Blaise Pascal aus dem siebzehnten Jahrhundert. Warum halten sie es nicht mit sich aus? Weil ihnen fehlt, was für den Großvater, der sich 1926 der »Gesellschaft der Freunde«, der Quäker, anschloss, das Fundament jeder geistigen Entwicklung darstellt: Gott.

Wir hatten bei Buchinger Wilhelmi zunächst dringlichere Fragen zu klären: Fernsehapparat in den Gästezimmern oder nicht? Jahrelang haben wir uns dagegen gesträubt und nur auf Bestellung ein Gerät aufs Zimmer gebracht. Man musste sogar dafür bezahlen. Dann haben wir ganz verschämt nachgegeben und jedes Zimmer mit einem Fernsehgerät ausgerüstet. Das Thema hat sich mittlerweile erübrigt, denn die Gäste schauen, was und wann sie wollen, auf ihren elektronischen Geräten. Um sie in den Genuss der kreativen Langeweile zu bringen, des dynamischen Stillstands, der inneren Einkehr, oder wie man diese entscheidende Phase nennen möchte, müsste man ihnen also das Handy und die anderen Geräte entziehen. Digitalfasten ist ein großes gesellschaftliches Thema. Da haben weder die Gesellschaft noch wir bislang eine Lösung gefunden. Ich wüsste zu gern, was der Großvater dazu beigetragen hätte. Meine Schwester sagte Gästen in unserer Klinik in Marbella schon mal direkt ins Gesicht: »Hören Sie doch mal auf, ständig in Ihr Handy zu gucken, während Sie die von unseren Köchen mit Liebe zubereitete, wertvolle biologisch-vegetarische Mahlzeit zu sich nehmen.«

Wir wissen bereits, was es auf der physischen Ebene bedeutet, still zu werden. Aber was bedeutet es auf der mentalen Ebene, wenn die Pausentaste gedrückt ist?

Dieser Stillstand ist schon auch ein Zustand des Wartens, aber anders als das Warten auf Godot, hofft man im Fasten darauf, dass sich aus der Stille eine Stimme erhebt. Dass sich die eigene Stimme meldet, dass der Groschen fällt und man eine Antwort auf etwas bekommt, von dem man vorher vielleicht gar nicht wusste, dass man danach fragte. Das sind sehr individuelle Prozesse. Es gibt da keine genormten Antworten, nur die Erfahrung, dass die Erkenntnis, die man selbst hat, die stärkste ist. Möglicherweise sagt einem diese Stimme, die dann plötzlich aus der Stille laut wird, dass man etwas ändern soll. Ein solcher Appell von innen hat eine ganz andere Qualität, als wenn man etwas von einem anderen gesagt bekommt. Selbst gut gemeinte Ratschläge sind doch meistens etwas, dass man abwehrt. Ratschläge sind auch Schläge. Gleichzeitig wollen die Leute Vorschriften! Die Menschen, die zu Buchinger Wilhelmi kommen, sind nicht die Starken. Das sind eher die, die mit dem Leben nicht so gut zurechtkommen. Wir fungieren da als Werkstatt, als Ladestation, als Jungbrunnen, wie man es auch nennen möchte. Wir stellen den Ort, der Ruhe und Kraft spendet, und ein Team von hilfreichen Geistern.

In der Phase des Stillstands erfahren Gäste eine andere Form der Ernährung. Zunächst erleben sie ganz körperlich, wovon sie zehren, wenn sie auf normale, also äußere Nahrung verzichten. Diese Umstellung von der äußeren auf die innere Ernährung geschieht automatisch, sobald sie an ihre Fettdepots gehen, die ihr Körper für schlechte Zeiten angelegt hat. In der Stille erfahren sie aber auch, wovon sie innerlich zehren oder was ihrer Seele fehlt und ihrem Gemüt, wo sich eine mentale oder emotionale Leere auftut, die gefüllt werden will. Dieser innere Abgrund, für die schwarze Romantik wesentlicher Bestandteil der Conditio humana, ist ein sehr spezieller Aufenthaltsort. Wer den Fernseher anschaltet, wird es nicht hören, das Rauschen der Zeit.

Wie unterscheidet sich dieses Rauschen von der Geräuschkulisse unseres Verstandes? Diese ständig quengelnde innere Stimme, die jeden Handgriff, den wir tun, kommentiert, die alles besser weiß und uns immerzu schikaniert, dazu die vielen herumschwirrenden Meinungen, die lästigen Einwürfe, eine einzige Kakophonie: Wie können wir diese Stimmen (die »tanzenden Affen«) zum Schweigen bringen?

Die Antwort ist einfach: Sie liegt in der im vorigen Kapitel bereits erwähnten Adoration oder Meditation. Stellen wir uns für einen Moment das angetrunkene Stimmengewirr in der Offiziersmesse vor, in der der Großvater viel Zeit verbringen musste, den Krach zusammenschlagender Krüge, das Gegröle, die vulgären Scherze, die Grobheiten, und die Abscheu, die er gegen Alkohol und Nikotin entwickelte. Sie wurde der Brennstoff, die seine Vorstellung von der Bedeutung der »geistigen Diät« anfachte, nach der er sich, gerade weil er als junger Mann ein exzessives Leben führte, schon früh sehnte.

Bereits in seiner Zeit als Marinearzt der Kaiserlichen Marine – eine Laufbahn, die er mit drei Tagen Zimmerarrest antrat, seine in Darmstadt geschneiderte, vermeintliche Marineuniform erregte Unwillen – quälte ihn der »Hunger nach etwas ganz anderem«. Als Leibarzt des stets kränkelnden Adalbert von Preußen, dritter Sohn und Nesthäkchen von Kaiser Wilhelm II. und Auguste Viktoria, musste er bei jeder Einladung, Ehrung und Ordensverleihung dabei sein, mit Wodka oder Sekt, aber jedenfalls Alkohol. 1905 fuhr er auf der *Herta*, einem großen Kreuzer und richtigen Kriegsschiff, einem vor allem aber »in Weiß und Messing funkelnden Repräsentationsschiff« nach Indien, wo ihn das »größte Ereignis […] der State-Ball bei Lord Curzon, dem Vizekönig von Indien« erwartete. Das hat ihm natürlich gefallen und er hat sicher kräftig mitgefeiert. Und doch kam es in der nächsten Umgebung von Kalkutta zur ersten Begegnung mit fastenden Brahmanen. Obwohl ein englischer Offizier Erklärungen abgab zum »tieferen Sinn des Fastens«, die der Großvater nicht recht verstand, wurde Fasten ab da zu einem Begriff, der sich nicht mehr aus seinem Bewusstsein verdrängen ließ. Ein paar Wochen später schrieb er in sein Tagebuch: »Dick, faul, und das Hohe schwindet. Ich muss fasten.« Damals blieb es beim Vorsatz, aber dass ein ungesunder Lebenswandel, Alkoholismus und pausenloses Programm für den an rheumatischen und neuralgischen Beschwerden leidenden Großvater keine ideale Option darstellten, wird er schon gespürt haben. 1909 erschien seine erste Publikation *Nationale Grundübel*.

Wir sprechen heute von Reizüberflutung, unter der sehr sensible und intelligente Menschen besonders leiden. Es ist durchaus gerechtfertigt, von einem Leiden zu sprechen. Denn auch wenn dieser unaufhörliche Lärm nur für einen selbst hörbar ist, lässt er sich noch schlechter abstellen als zum Beispiel der für die Städter ständig an den Nerven zerrende Verkehrslärm, den man noch dazuaddieren muss. Ob nun selbst produziert oder nicht, die Frage ist, wie man diesem Horrortrip entkommt. Die Antwort des Großvaters war – für den Sohn eines Regierungsbeamten aus der Provinz – höchst modern: Meditation. Nicht Religion, wohlgemerkt. Augustinus, der nach einem turbulenten Leben voller Exzesse, Depressionen, Karrieresucht und krankhafter Selbstzerstörung aus der Entfremdung zu sich selbst nur durch Gott fand, beschreibt in seinen *Bekenntnissen* den christlichen Weg: »Wenn du Gott finden willst, suche ihn in dir selbst.« Der Großvater entschied sich für eine spirituelle, aber weniger dogmatische Variante der »Befreiung«: die Meditation.

Der Begriff kommt vom lateinischen *meditari* (nachdenken, nachsinnen), teilt die Silbe »med« mit dem ebenfalls lateinischen »mederi« (heilen), und ist verwandt mit altgriechisch μέδομαι bzw. μήδομαι »denken, sinnen«. Heilendes Nachdenken? Wie soll das gehen? Das Denken kann sich ja nicht selbst wegdenken. Meditation heißt ganz schlicht: stillsitzen.

Es gilt lediglich drei Dinge zu beachten. Erstens: Wähle einen bequemen Sitz, es muss kein Lotussitz sein, lediglich eine Haltung, die die Aufrichtung der Wirbelsäule begünstigt. Zweitens: Versuche, dich für die Dauer der Meditation nicht zu bewegen. Drittens: Sei achtsam. Spüre deinen Körper vom Scheitel bis zu den Füßen, spüre deinen Atem, sieh zu, wie Gedanken kommen und gehen. Und wenn sie nicht gehen? Was passiert dann? Schneller als erwartet werden sich Gedanken zu Wort melden, vermutlich vertraute Gedanken, quälende Gedanken, dieselben, die uns schon im Alltag durch den Kopf gehen. Ein inneres Gespräch beginnt, an dem wir uns aber anders als im Alltag nicht beteiligen, sondern dem wir lediglich zuhören, aus einem gehörigen Abstand. Wir beobachten, wie Gedanken entstehen, wachsen, vielleicht ein Knäuel bilden, vielleicht nicht. Wir sehen, wie diese Gedanken irgendwann weiterziehen und wieder verschwinden, verdrängt von neuen Gedanken, auch diese vermutlich ähnlich vertraut. Wer nur still sitzt, ein- und ausatmet, wird es am Anfang genießen, sich vielleicht ganz auf die Atmung konzentrieren, sich im köstlichen Hier und Jetzt versenken. Aber spätestens nach fünf, zehn oder fünfzehn Minuten geht dieses innere Gespräch los, das sogenannte Gedankenkarussell und damit auch die Schwierigkeiten. Der Geist darf sich nicht ablenken lassen, darf nicht Platz nehmen im Karussell, sondern bleibt Beobachter. Das Denken sieht sich selbst beim Denken zu. Man kann sich nicht verstecken und kommt sehr schnell an die Grenzen seiner Geduld. Da es nicht möglich ist, das Denken zu verbieten, Gedanken tatsächlich loszulassen, gibt es nur einen Ausweg, oder nennen wir es ruhig einen Trick: Wir müssen die Gedanken, wie sie auch immer seien mögen, annehmen. Wir müssen uns selbst annehmen. Darin liegt etwas zutiefst Humanes.

Für den Großvater ist diese Art der für unsere Ohren recht altertümlich klingenden »Innendiät« die letzte und wichtigste Bedingung für eine gelungene Fastendiät. Etwas pathetisch vielleicht, aber doch mit handfesten Ratschlägen, an die wir uns bis heute halten. Er beendet »die Beiträge zur Diätetik der Seele, zur notwendigen Hygiene des inneren Menschen« wie folgt: »Es ist wie das bekannte Sternbild der Dioskuren ein Zwillingspaar und heißt Meditation und Adoration, das Nachdenken über den Sinn deines Lebens und die Anbetung: Wandere in täglichem Nachsinnen über den Sinn deines rätselvollen Lebens eine Straße entlang von Meilenstein zu Meilenstein. Die Meilensteine sind gewisse Stationen deines Lebens; und den Weg kannst du dir ausstatten mit allerlei Begebnissen; Eindrücken und Abenteuern, leidigen und freudigen, deines Lebenslaufes. Weit, weit dahinten, in der Ferne, da winkt ein Licht. Je näher du kommst – es wird Abend, die Sonne sinkt – desto heller wird dieses Licht.

Was du auch deinem Bekenntnis nach bist, Moslem, Brahmane, Jude oder wie der Verfasser dieser Zeilen, Christ oder sonst ein Gott- und Heimatsucher: Bemühe dich, deine eigentliche, deine innere Heimat kennen zu lernen.«

Ob wir nun einen inneren Dialog führen oder ein Gespräch, beides wird nur funktionieren, wenn wir es verstehen, zuzuhören. Die Achtsamkeitspraxis oder Meditation, wie man es auch nennen mag, fördert diese Qualität. Der Großvater hat da keinen Widerspruch gesehen. So wichtig ihm die Meditation war, so grundlegend war für ihn das Gespräch, »löst und lockert das Fasten das seelische Gefüge im Sinne größerer Ansprechbarkeit«.

Ich habe neben Jura auch Psychologie studiert und mich schon immer für Seelisches interessiert. Ich habe den ersten Psychotherapeuten hier eingestellt. Mein Großvater nannte das noch »gut zureden«, und es war auch mehr als bloßes Schulterklopfen damit gemeint. In seinem Fastenbuch ist der »heilenden Seelenführung« ein ganzes Kapitel gewidmet. Aber der Arzt war der »gute Doktor«, eine Autorität. Der erste Psychotherapeut, den ich hier eingestellt habe, hatte die Theorie, dass die Leute, bewusst oder unbewusst, mit einer Fragestellung in einer Krisensituation zu uns kommen und erwarten, dass wir sie aus der Krise führen und die Fragen beantworten. Darauf müssen wir vorbereitet sein. Die langjährig erfahrenen Therapeuten wissen, dass wir solche Gespräche führen müssen. Und die Ärzte wissen, dass sie hier mit Fragen konfrontiert werden, die in einer normalen Praxis nicht gestellt werden. Mir gefällt, dass der Patient auch den Mitpatienten fragt oder die Reinigungskraft. Alle therapieren bei uns im Grunde. Das Bedürfnis nach Kommunikation ist aber auch ein Streitthema. Im Kloster wird Fasten und Schweigen im festen Verbund angeboten, gerade im jesuitischen Bildungshaus von Pater Brantschen, mit dem wir sehr viel zusammenarbeiten.

Ich bin nicht für Schweigen. Ich finde Kommunikation wichtig, auch wenn jene, die diese Erfahrung gemacht haben, behaupten, darin steckte so eine Kraft, die ließe sich gar nicht mit etwas anderem vergleichen. Aber ich glaube, dass unsere Gäste einen Gesprächspartner suchen, mit dem sie sich über profunde Dinge unterhalten können. Das heißt nicht, dass einem Antworten auf Fragen, mit denen man in die Fastenzeit geht, nicht auch in Träumen gegeben werden oder, zurück zum Lesen, auch in den Büchern, die man unter Umständen unbewusst eingepackt hat oder sich einfach aus dem Regal in unserer Bibliothek greift.

Was auch immer es ist, was einen weiterbringt: Es wird sich nicht bewegen, wenn nicht zuerst der Stillstand erreicht, erduldet und sogar genossen wird. Erst auf der weißen Leinwand, der unbesiedelten Landschaft, der Weite, die sich in uns ausbreitet, entsteht Raum für Neues. Der Stillstand ist also in Wahrheit eine dynamische Stille. Man muss nur genau hineinspüren.

III
ORDNUNG

Wenn Ordnung normalerweise das halbe Leben ist, dann geht beim Fasten ohne Ordnung nichts. Fasten ist eine außergewöhnliche Erfahrung. Wenn wir von äußerer auf innere Ernährung umstellen, stellen wir uns einer großen Herausforderung. Wir brechen die alte Ordnung auf, um eine neue, bessere einzuführen.

Eine Klinik wie unsere funktioniert nicht nur an bestimmten Orten sehr gut und an anderen weniger gut. Sie funktioniert auch nur mit einem festen Regelwerk. Ausnahmen machen aber natürlich auch bei uns die Regel. Jede Ordnung ruft unweigerlich den Impuls zur Anarchie hervor.

Wir werden zu Recht skeptisch, wenn uns jemand Regeln vorschreibt. Das Machtgefälle, das unweigerlich damit einhergeht, gefällt uns nicht. Einerseits. Andererseits können wir ohne Ordnung nicht leben. Die antiken griechischen Denker haben der natürlichen, unveränderlichen Ordnung (Physis) den Begriff des Gesetzes (Nomos), einer willentlich gesetzten Ordnung aus Normen und Regeln, entgegengesetzt. Diese von Menschen gemachten Gesetze würden wir heute auch als Sitten und

Gebräuche verstehen. Für den Großvater und uns ist dieser Gegensatz aufgehoben. Wir machen unsere »Gesetze« so, dass sie unserer Natur entsprechen. Oder noch mal anders: Nur wenn sie unserer Natur entsprechen, sind unsere Gesetze gut. Und unserer Natur entsprechen sie dann, wenn sie auf unsere Gefühle Rücksicht nehmen. Der Fastenprozess stellt alles auf den Kopf. Mit dem kurzen anfänglichen Anstieg der Stresshormone Adrenalin und Cortisol werden, auch wenn wir sonst die friedlichsten Menschen sind, unschöne Gefühle groß. Die ephemeren Freuden sind weg, plötzlich dreht sich alles um Entschlacken, Entgiften, Reinheit. Wir empfinden Gier, Ratlosigkeit und Mangel. Gesetze und Regeln müssen auf diese emotionale Lawine präventiv reagieren und Schutzmaßnahmen bieten, damit uns nicht der Boden unter den Füßen wegrutscht.

Eine geordnete Abfolge, also beispielsweise mittags ins Bett mit einer Wärmflasche, um elf Uhr abends spätestens Licht aus, alle zwei Tage einen Einlauf, dazu Bewegung, Musik oder Malen, Lehrküche, Vortrag – all das bietet einen Rahmen und hält die Dämonen auf Abstand. Es geht einem besser, wenn man innerhalb eines solchen Rahmens bleibt.

Nur derjenige, der weiß, wovon er spricht, sollte sich erlauben, das Leben anderer zu reglementieren. Nur wer wirklich weiß, wie Fasten geht, sollte Fastenregeln aufstellen dürfen. Auf dem Fastenmarkt, der in den letzten Jahren explodiert ist, ist es daher besonders wichtig, sich an die richtige Adresse zu wenden. Man muss eine Menge wissen, um Regeln aufstellen zu können. Und erst dieses Wissen in Kombination mit Erfahrung verleiht einem jene Autorität, die die Fastenden brauchen auf ihrem Pilgerweg. Regeln demokratisieren den Ablauf, alle müssen sich ihnen unterwerfen. Regeln erleichtern es selbst Gourmets, die sich sonst bei wine-searcher.com über Parker Points erkundigen, sich für das Fastenthema zu erwärmen. Denn Regeln vermitteln Wissen und die Gewissheit, dass eine Autorität dahintersteht, die dafür verantwortlich ist.

Sie brauchen die Begleitung von Menschen, die diesen Weg schon mal gegangen sind. Jemand, der während dieser Pilgerschaft auf Zeit mit ihnen geht und sie an die Hand nimmt.

Regel sind am sinnvollsten, wenn hinter ihnen Menschen stehen, die dafür die Verantwortung übernehmen und erklären können, warum es diese Regeln überhaupt gibt. Eine derartige Autorität heftet man sich nicht einfach ans Revers. Es braucht neben jahrelanger Erfahrung auch das persönliche Beispiel.

Fasten kann eine enorme Erfahrung liefern, wenn man es richtig macht. So wie es beim Fasten nicht ums Weglassen geht, sind auch die Regeln nicht nur als Verbote zu verstehen, sondern vielmehr als Gebote. Diese Regeln haben einen ganz handfesten Hintergrund. Zur Erinnerung: Viele Menschen kommen zu uns, weil sie Krisen bewältigen möchten – eine Karrierekrise, eine Familienkrise, einen Verlust – aber auch, um Suchtprobleme wie Esssucht, Nikotinabhängigkeit und Alkoholismus zu überwinden.

Dazu kommt, dass viele Menschen irgendwelche Medikamente wie beispielsweise Psychopharmaka oder Blutdruckmittel einnehmen, was mit Beginn des Fastens gefährlich werden kann, denn im Fasten wirken die Medikamente anders. Man muss die Dosierung unter Umständen anpassen und aufpassen, dass man nicht »übermediziert«. Wer Medikamente nimmt, egal welche, muss unter Anleitung eines Arztes fasten. So weit so gut.

Allerdings gibt es auch Fastenkrisen, die zwar nicht zwangsläufig eintreten, aber durchaus möglich sind. Wenn jemand dann keinen Beistand findet, ist es schlecht. Manchmal rufen uns Leute in dieser Situation von zu Hause an und sagen, dass sie gerade fasten und es ihnen schlecht geht. Dann versuchen wir natürlich am Telefon zu helfen, so gut wir können.

Mitunter bleibt aber auch uns nur die Empfehlung, zum Arzt zu gehen.

Aber noch einmal zurück zur Ordnung: Die fängt für mich mit einem geregelten Tagesablauf an. Ich zitiere mal rasch Großvaters geliebten Goethe:

»Man muss nur in alles Methode bringen und die Sachen nicht zu transzendent nehmen. Bei allen Geschichten ist die Form der Behandlung die Hauptsache.«

Also Methode und Form. Viele Anfänger machen den Fehler, sich zu viel aufzuhalsen, wenn sie bei uns sind. Sie wollen unser Angebot komplett ausschöpfen und hetzen dann mit nassen Haaren von Entspannungstherapie zu Entspannungstherapie. Das konterkariert natürlich den Zweck des Aufenthalts. Weitaus sinnvoller ist es, pro Tag nur einen oder zwei vor allem tiefwirkende individuelle Therapietermine zu machen, beispielsweise Shiatsu und Personal Training, Osteopathie und Yoga oder Atemtherapie und Einzeltherapie im Pool. Zwischendurch vielleicht auf das Laufband oder den Crosstrainer, damit Leerlauf im Kopf entstehen kann. Damit sich, wie zuvor schon beschrieben, das Gefühl eines Stillstandes einstellt, damit Pausen wachsen, aus denen wiederum eine erste, zarte Ahnung davon, wie man in Zukunft leben möchte, entstehen kann.

Die Regeln helfen, diese Pausen abzuschirmen von dem, was uns in unserem alten Alltagsleben auf Trab hält. Sie wirken starr, aber in Wahrheit sind sie äußerst produktiv: Sie schaffen Distanz. Und so findet man sich auf dem Weg zur Krankenschwester plötzlich vor einem Bild im Flur wieder und hat auf einmal Gedanken, von denen man gar nicht ahnte, dass sie in einem stecken. Deshalb ist ein Rahmen so wichtig, der einen zur Entschleunigung quasi verdonnert. Erst dadurch kann die Fastenstimmung aufkommen. Ich sage bewusst »Stimmung«, auch wenn der Großvater etwas umständlich formulierte:

»Gleicht die Ausstattung unseres Bewusstseins mit erhebenden Gedanken, förderlichen Gedanken nicht einer vitaminisch, kalorisch und mineralisch gut ausgewogenen Diät? [...] Wir kommen damit zur Forderung: Ordnet und pflegt unablässig eure Vorstellungswelt mit sauberen und ordentlichen, mit gesunden, sinnvollen, harmonischen Bildern, Klängen und Begriffen, dann wird euch ›solches Alles‹, das heißt auch leibliche Gesundheit nach Maßgabe eurer Innendiät, ›zufallen‹, und zwar dann nicht als ›Zufall‹.«

So altväterlich die Terminologie sein mag, so sehr uns die Forderung nach »sauberer« Kunst zuwider ist, weil sie nach einem überholten Kunstverständnis klingt, so sehr tun wir dem Großvater damit Unrecht. Natürlich wollen wir Kunst nicht durch Moral und Politik eingrenzen. Mit »solches Alles« bezieht sich der Großvater aber auf den Evangelisten Matthäus (6,33): »Trachtet zuerst nach dem Reiche Gottes und nach seiner Gerechtigkeit, so wird euch solches alles zufallen.«

Ich interpretiere diesen Imperativ für unseren Zusammenhang ganz modern: Wenn wir mit der richtigen Intention fasten, werden wir auch Erfolg haben. Dieser Erfolg fällt uns aber zu. Wir können ihn nicht mit den üblichen Tricks einheimsen. Die Ordnung unserer Vorstellungswelt, von der der Großvater spricht, heißt heute für uns bei Buchinger Wilhelmi: Schafft Platz im Kopf, urteilt nicht sofort, lasst euch inspirieren. Das heißt eben auch, wenn beispielsweise im Haus und auf dem Gelände nicht geraucht werden darf und das Haus um elf Uhr abends zugesperrt wird, dass diejenigen, die das zunächst empört, sich plötzlich in einer Situation wiederfinden, die ein neues Verhalten ermöglicht. Dafür sind die Regeln da. Sie erlauben ein Umdenken, ein Umschalten. The Switch of Life. Ohne Regeln geht alles weiter im alten, ungesunden Trott. Die Regeln werden zum Schutz und zugleich Selbstschutz für diejenigen aufgestellt, die sie selbst zu Hause nicht einhalten können.

Gustave Flaubert behauptete, »Fasten ist im Grunde nur eine gesundheitliche Maßnahme«. Er täuschte sich. So ohne weiteres ist die Hoffnung darauf, Ballast abzuwerfen, nicht einzulösen. Mit der Umstellung auf den Fastenmodus ist eine kleine Revolution verbunden. Die alte Ordnung darf nicht einfach nur zerstört werden, bevor eine neue eingerichtet werden kann, diese Umstellung sollte behutsam und bewusst vonstatten gehen. Zum Frühstück immer zwei doppelte Espressi und dazu Spiegeleier mit Speck, mittags eine ölige Pasta, dazwischen Gummibärchen, nachmittags Kuchen und dann rasch den Wein dekantieren, damit der Käse besser schmeckt? Das ist die alte Ordnung – köstlich, auf Dauer aber leider ungesund. Der Umsturz dieser Ordnung dauert, wie bereits beschrieben, ein paar Tage und bedarf wie jede Revolution der Vorbereitung.

Der Großvater war ein Mann des Militärs. Er hat in seinen sechzehn Jahren als Sanitätsoffizier aber auch die Schattenseiten der preußischen Tugenden Disziplin, Fleiß und Ordnung gesehen: die Obrigkeitsgläubigkeit, die Sehnsucht nach einer starken Hand, die Unwilligkeit, etwas zu verändern. Er befand sich in einem Dilemma. Als einer der Pioniere der Naturheilverfahren entwickelte er seine Methode des Heilfastens auf der Basis einer »Erlebnismedizin«, gegründet auf Beobachtung und Erfahrung. Seinen Erfolgen waren die Misserfolge der herkömmlichen, schulmedizinischen Behandlungen vorangegangen. Ihm selbst, dem hochdekorierten, gleichwohl chronisch kranken Invaliden empfahl bei seiner Entlassung aus der Marine 1918 ein ordentlicher Professor für Innere Medizin: »Besuchen Sie jährlich ein gutes Thermalbad und schonen Sie sich. Sie wissen ja selbst, dass derartige Arthrosen (mit Leberbeteiligung) leider fast so gut wie therapieresistent sind.«

Umgeben von Widersachern, die ihn und seine fixe Idee vom Fasten verspotteten, durfte er keine halben Sachen machen. Konsequenz und Disziplin waren unabdingbar, wollte er sein Ansehen und das seiner Klinik wahren. Der Großvater war nicht autoritär, aber eine Autorität. Angesichts des neuen Weges, den er eingeschlagen hatte, war eine straffe Führung nötig, die den Patienten einen verlässlichen Halt gab.

Im Merkblatt, das in allen Patientenzimmern im Kurheim in Bad Pyrmont auslag, wo der Großvater 1935 das »große, schöne Haus mit geräumigem Gelände ringsum« und einem Badezimmer in jedem Stockwerk bezog, heißt es mit durchaus warnendem Unterton:

»Die Kuranstalt ist mit ihrem behandlerischen Ziel auf den ganzen Menschen eingestellt. Werden bloß Leib und Leben, nicht aber Seele und Geist berücksichtigt, so kann die Genesung nur teilweise erwirkt werden. Daher gehört eine stille, innerlich gesammelte Atmosphäre zu den therapeutischen Erfordernissen des Hauses. In den Gesprächen der Patienten darf das Oberflächliche, Materialistische oder Sensationelle nicht vorherrschen. Das Negative, Verstimmende, Störende (wozu insbesondere auch alles Politische und alle Zeitkritik gehört!) passt erst recht nicht ins innere Leben des Hauses.

Wir bitten deshalb um Verständnis dafür, daß es hier keinen Radioempfang gibt, daß wir den geschäftlichen, gehetzten und alltagsgemäßen Bedürfnissen mancher Patienten keine Hilfestellung leisten und dass wir um Innehaltung dessen nachdrücklich bitten, was die heilende Atmosphäre schafft, fördert und aufrechterhält. Es geschieht dies nur um der Kranken willen, die an Leib, Leben, Seele und Geist die Auswirkungen des Heilsamen erfahren sollen.

Wir sind weder ein Hotel mit entsprechendem Dienst am Kunden noch eine Plattform für die gegenseitige Bestärkung der Patienten in denjenigen Fehlreaktionen des Innenlebens, die hier gerade überwunden und geheilt werden sollen. Sorgen, Ängste, Nöte des einzelnen – und des Gemeinschaftsschicksals – mögen beim Arzt durchgesprochen oder im Anschluß an die Kollektivsprechstunde innerlich verarbeitet werden; in Lebensstil und Gespräche der Patienten jedoch gehören sie nicht hinein. Wir werden jeden Patienten unterstützen, der sich gegen disharmonische Beeinflussung durch Gesprächspartner wehrt.«

Auch in diesem Punkt bin ich ganz auf der Seite des Großvaters und möchte die Politik, obwohl ich mich selbst als hochpolitischen Menschen bezeichnen würde, wenn irgend möglich aus dem Klinikleben fernhalten.

Nicht nur Glaubersalz und Gemüsebrühe statt Pyjamaparty, sondern strenge Regeln für den Kurbetrieb formen damals wie heute den Rahmen und bilden die Routinen, ohne die die erstaunlichen Effekte des Heilfastens nicht eintreten werden. Denn Fasten ist so viel mehr als Hungern. Es ist, und damit hat Flaubert Recht, tatsächlich eine »gesundheitliche Maßnahme« und sollte nur unter Aufsicht eines Arztes durchgeführt werden. Fasten ist aber auch »der einzige Neustartknopf, den wir haben«, wie der Arzt, Fastenforscher und Bestsellerautor Andreas Michalsen sagt, ein guter Freund des Hauses Buchinger Wilhelmi und der Familie.

Jeder Anfang richtet sich auf die Zukunft, jeder Anfang setzt auf Zuversicht und wird doch von Sorge begleitet. Deshalb haben Vorsorge und Fürsorge einen so hohen Stellenwert bei uns. So wichtig es ist, dass sich für den Fastenden im Laufe einer Fastenkur mental ein ganzes Feld an Möglichkeiten eröffnet, so entscheidend ist aber auch, einen Rahmen festzulegen, damit man sich nicht überfordert fühlt. Auch dabei helfen Regeln, denn sie steuern nicht nur jenes sensationelle Recyclingprogramm, das auf chemischer Ebene während des Fastens abläuft. Sie manövrieren auch unsere Gefühle, die während dieser Prozesse entstehen und zwischen den Polen Action (Einlauf,

Wiegen, Obstsaft, Abendvortrag) und Reflection (Einlauf, Wiegen, Hunger, wer sitzt im Salon?) wie Flipperkugeln hin und her schießen.

Sören Kierkegaard, eine wichtige Inspiration für den Großvater, schrieb:

»Der Mensch ist eine Synthese aus Seelischem und Körperlichem. Doch eine Synthese ist undenkbar, wenn sich die beiden Teile nicht in einem Dritten vereinen. Dieses Dritte ist der Geist […] Wie verhält sich der Geist zu sich selbst und seiner Bedingung? Er verhält sich als Angst.«

Wenn wir Regeln aufstellen, bannen wir damit auch diese Angst.

Wir empfehlen, die letzte Mahlzeit vor dem Fasten nicht zur »Henkersmahlzeit«, angesichts des bevorstehenden Verzichts also besonders üppig zu machen. Ein saftiges Steak mit Speckbohnen und Kartoffeln und danach eine Creme brulee mit Kaffee legen dem Fastenwilligen mächtige Wackersteine in den Weg. Besser ist es, bereits einige Tage vorher Kaffee und Alkohol zu reduzieren und weniger tierische Produkte, dafür aber mehr frisches Obst und Gemüse zu essen. So wird der Übergang sanfter. Bei Buchinger Wilhelmi achten wir sehr darauf, dass die Umstellung des Stoffwechsels in einer ruhigen Atmosphäre stattfindet, man also nicht bei halb ausgepacktem Koffer schon sein Glaubersalz herunterwürgt.

Besonders Gäste, die gewöhnt sind, alles auf Effizienz zu prüfen und sich für große Multitasker halten, tun sich damit schwer, aber der menschliche Stoffwechsel ist eigensinnig, er braucht Zeit, und wenn man ihm die nicht zugesteht, hinkt er hinterher. Wir sind Gewohnheitstiere.

Mindestens einen Entlastungstag sollte man einlegen, direkt nach dem Anreisetag. Wenn man kürzer fastet und die Anreise nicht lang und kräftezehrend war, kann man zur Not auch beide Tage zusammenlegen. Ebenso wichtig wie der Anfang ist das Ende der Kur. Die Aufbautage müssen ernst genommen und dürfen nicht einkassiert werden – in der Annahme, die Arbeit ist getan, auf zur nächsten Quattro Stagione. Die Einteilung für die Gestaltung von zehn Tagen wäre dann: ein Entlastungstag, sechs Tage Fasten, drei Aufbautage.

Am Anreisetag gibt es einen leichten vegetarischen Imbiss ohne Kaffee und Fleisch, selbstverständlich auch ohne Alkohol. Es ist genug Zeit, um gemütlich auszupacken, sich in seinem Zimmer einzurichten, anzukommen und vielleicht sogar schon die mitgebrachte Fülle und Qualität der Gedanken wahrzunehmen.

Am Entlastungstag gibt es reichlich Wasser und Kräutertee zu trinken und eine Monodiät (Reis, Obst, Kartoffeln oder Hafer verteilt auf drei Mahlzeiten). So entsteht eine weiche Darmfüllung durch zellulosereiche Ernährung. Dazu viel Ruhe.

Gedanklich lässt man sich bewusst für alles mehr Zeit, als man denkt, dass man es müsste. Man verabschiedet sich vom Alltag und allem, was gerade noch sehr präsent war, macht sich seine Bedürfnisse und die eigene Körpersprache bewusst. Vielleicht notiert man sich einige Gedanken. Für die Nacht legt man sich Heft und Stift bereit, um gegebenenfalls Träume aufzuschreiben.

Routinierte Fastende wissen übrigens, wann der richtige Moment für einen Einlauf da ist. Das heißt, auch außerhalb des Fastens empfiehlt sich ein Einlauf, wenn Symptome wie Blähungen, belegte Zunge, Mundgeruch, Müdigkeit oder Schlafstörungen auftreten.

Beim ersten Fasten sollte man sich an die Regel halten, ca. jeden zweiten Tag eine Darmreinigung durchzuführen. Das werden einige als höchst unangenehm und als mittelalterliche Strafmedizin empfinden. Und ich verstehe diese Assoziation. Kneipp, Schröpfen, Einlauf, die Vorstellung, dass Essen Sünde ist und der Arzt alles besser weiß: Das kann und wird nicht allen gefallen. Ich habe auch Verständnis dafür, dass die Darmhygiene noch immer ein Tabuthema ist und von Gesunden nicht gerade enthusiastisch praktiziert wird. Es ist aber viel einfacher als man denkt, und viele, die unter Verstopfung oder Darmträgheit leiden, fühlen sich geradezu befreit.

Fastenregeln strukturieren also nicht nur auf physischer, sondern auch auf jeder anderen Ebene unseres Lebens unser Befinden. Sie haben mehrere Funktionen, und sind nicht nur für die Gäste, sondern auch für uns wichtig. Denn auch wir brauchen intern eine feste Struktur. Eine Klinik, die rund dreitausend Gäste im Jahr versorgt, von denen der Großteil tage- und bis zu drei Wochen lang nicht mehr als dreihundert Kilokalorien als Suppe oder

Saft zu sich nimmt, braucht eine straffe Struktur. Mediziner, Therapeuten, Schwestern müssen wissen, woran sie sind. Unsere Fürsorge drückt sich natürlich nicht nur in Regeln aus. Es sind Menschen, die Verantwortung übernehmen für die Gäste. Wenn denen keine festen Richtlinien an die Hand gegeben werden, können sie ihren Job nicht machen. Sie wachen über die Einhaltung der Regeln mit Autorität, Wärme, aber auch Humor. Nur ohne Ordnung fliegt alles auseinander.

Man darf Strenge aber nicht mit Zwang verwechseln. Natürlich, das wird im Kurheim des Großvaters nicht anders gewesen sein, gibt es immer Patienten, die sich dafür begeistern: »die strenge Schwester, der strenge Arzt.« Gerade Männer, die an der Spitze eines Unternehmens stehen und denen ständig schwierige Entscheidungen abverlangt werden, sehnen sich geradezu danach, ein wenig kommandiert zu werden.

Wer aus religiösen Gründen fastet, hält sich dabei maßgeblich an die entsprechende Fastenzeit und orientiert sich am christlichen, jüdischen oder islamischen Kalender mit Ostern, Jom Kippur und Ramadan. Der Ramadan wird von Muslimen auf der ganzen Welt »religiös« eingehalten. In unserer westlich säkular dominierten Gesellschaft sind an die Stelle religiöser Motive längst gesundheitliche Gründe getreten. Die übrigens ebenso »religiös« instrumentiert werden können von einer Wellness- und Optimierungsindustrie, die suggeriert, ein Leben ohne Chiasamen sei nicht lebenswert. Gesundheit, das ist mir ganz wichtig zu betonen, ist eine Gnade. Jeder, der gesund ist, sollte sich glücklich schätzen. Ich bin strikt dagegen, Menschen, die krank sind, dafür auch noch haftbar zu machen. Oft genug wissen wir viel zu wenig, um tatsächlich sagen zu können, wie Krankheiten entstehen und welche Rolle der Lebensstil dabei spielt. Der Gedanke einer »Strafmedizin«, die den kranken Menschen für einen vermeintlich liederlichen Lebenswandel sanktioniert, ist mir zuwider. Umgekehrt ist jedoch erwiesen, was wir im Guten tun können, um unsere Gesundheit zu stärken.

Präventiv wirkt Fasten bei Risikofaktoren wie Übergewicht, erhöhten Blutfett-, Cholesterin- und Harnsäurewerten, bei Stress, bei Diabetes mellitus Typ 2 (Zuckerkrankheit), bei Bluthochdruck und bei Rauchen. Als Therapie wirkt Fasten bei Herz- und Gefäßkrankheiten, bei Rücken- und Gelenkkrankheiten, bei Erkrankungen des Verdauungssystems, bei chronischen Lebererkrankungen, bei psychischer und körperlicher Erschöpfung, bei depressiver Verstimmung und chronischer Müdigkeit. Dass der Körper diese Zeiten braucht, in denen er von der eigenen Substanz lebt und dabei wie nebenher, gewissermaßen als Zugabe noch einen klaren Kopf bekommt, ist durch die jüngsten wissenschaftlichen Studien belegt.

Diese Erkenntnisse, die belegen, dass Fasten zwar nicht alles, aber doch sehr vieles heilen kann, liegen vor. Wie gehen wir mit diesen Fakten um? Wir können diese Erkenntnisse verdrängen oder in unser Leben integrieren. Der geheime Vorteil des Fastenrituals gegenüber anderen Ordnungen, denen wir uns beugen, weil wir wissen, dass sie guttun, ist die Erfahrung. Im Fasten erfahren wir in jeder Sekunde, dass es uns guttut. In diesem Sinne liegt im strengen Regelwerk des Fastens nichts weniger als das Fundament unserer Freiheit.

IV
RÜCKSCHLÄGE

Manche kommen ungeschoren davon, aber die meisten erwischt es am zweiten oder dritten Tag. Wir nennen es das »Kofferpack-Syndrom«. Die Menschen fragen sich, wo sie hier eigentlich sind. Ob sie verrückt geworden sind. Nichts wie weg hier! Natürlich reisen nur die allerwenigsten ab, nicht mal die Koffer werden gepackt, aber dass es beim Fasten solche Momente geben kann, ist nicht zu leugnen.

Körperliche Beschwerden wie Kopf- und Rückenschmerzen können, aber müssen nicht auftreten. Eine gewisse Schwäche während der Umstellung von der äußeren auf die innere Ernährung drückt auf die Stimmung. Zweifel werden laut. Fragen stehen im Raum, die man sich nie stellen wollte, und Antworten sind nicht in Sicht. Ein quälendes Selbstgespräch entsteht.

Man liegt auf seinem Zimmer, eine Wärmflasche unter den Füßen, eine hübsche Wolldecke über der Bettdecke, schwach vom Einlauf und ohne Kraft, den bohrenden Fragen zu entkommen, die oft ans Eingemachte gehen. Warum tue ich das, was ich tue? Warum bin ich nicht zufrieden mit meinem Leben? Habe ich wirklich so wenig

Freunde? Warum brauche ich ständig Anerkennung? Was, wenn jemand merkt, dass ich nur so tue, als verstünde ich meinen Job?

Man schleppt sich ins Labor. Urinprobe. Blut abnehmen, Blutdruck messen, Wiegen. Der Eindruck entsteht, dass alles erst mal schlechter wird.

Das zweite Syndrom nennen wir »Krückenverlust-Syndrom«. Der Fastende verzichtet schließlich auf seine gewohnten Gefährten, sprich Krücken, die ihn zuverlässig durchs Leben tragen. Zigaretten, das Gläschen Wein zum Mittagessen, abends das Bier und ein klitzekleiner Schnaps, aber auch das gewohnte soziale Umfeld, das Büro, literweise Kaffee, ein gewisser Status, die nachmittägliche Schokolade, der Ehepartner, sogar Sex: Alles fällt weg. Übrig bleibt ein Mensch, den es fröstelt, der nicht weiß, wohin mit sich und seiner bohrenden Migräne, und wenn er dann endlich schläft, kommen wilde Träume.

Bei beiden Syndromen raten wir dazu, nicht dagegen anzukämpfen, sondern im Gegenteil in sich hineinzuspüren und genau hinzuhören, welche Stimme da spricht. Denn es ist ein Segen, wenn sich diese Stimme endlich meldet, auch wenn sie vermutlich erst mal keine guten Nachrichten hat. Dafür sind wir ein gutes Publikum. Normalerweise hören wir weg. Fettes und süßes Essen nutzen wir unbewusst als Bewältigungsstrategie für Ängste und Mängel, denen wir auf keinen Fall auf die Spur kommen wollen. Fällt diese Strategie weg, stehen wir mit einem Mal wehrlos da und werden, ob wir wollen oder nicht, mit unseren Ängsten und Mängelerfahrungen konfrontiert. Das eingependelte alte Gleichgewicht gerät in Schieflage. Gefühle werden frei. Die Leute reagieren emotional, fangen hin und wieder an zu weinen, selbst bei den kuriosesten Gelegenheiten und manchmal einfach nur, wenn die Schwester am Morgen fragt, wie es einem geht.

Die Adaptionsphase, in der es zu Rückschlägen kommen kann, dauert nicht länger als zwei bis drei Tage. Junge, sportliche und vitale Menschen fühlen sich oft kaum beeinträchtigt. Auch Menschen, die es gewohnt sind, zu meditieren oder regelmäßig bewusst Abstand zu suchen zu ihrem Alltag, tun sich leichter. Aber die meisten von uns, die ein hektisches Leben führen, erleben zunächst eine gewisse Unruhe, sie können schlecht schlafen, träumen aufwühlend. Tagsüber fühlen sie sich zerschlagen. Der Blutdruck sinkt, und man kann in einen apathischen Zustand kommen. Vor allem diejenigen, die einen niedrigen Blutdruck haben und direkt aus starker beruflicher Anspannung ins Fasten kommen, verspüren eine bleierne Müdigkeit. Ich fühle mich in dieser Phase wie ein Bär, der sich in seine Höhle verkriechen möchte, fern von allem. Oder wie ein Einsiedlerkrebs, der sich in seine Schale zurückzieht. Viele liegen und schlafen viel, gehen nicht dagegen an. Bei einigen Menschen kommt der Verdauungstrakt nicht gleich zur Ruhe, leichte Rücken- oder Kopfschmerzen treten auf.

Die Mittel, um sich der emotionalen Turbulenzen gewahr zu werden, sind klassisch und haben sich bewährt:

hilfreiche Gespräche, Tagebuch schreiben, raus an die frische Luft. Psychologische Betreuung gab es zu Zeiten meines Großvaters nicht, obwohl ihm bewusst war, wie bedürftig Gäste während des Fastens werden können. Deshalb habe ich schon vor Jahren eingeführt, dass wir Ärzte und Psychotherapeuten im Haus haben, die auf diese Situation spezialisiert sind. Was passiert, wenn Gefühle, die zu Hause jahrelang verdrängt wurden, hier während einer körperlich anspruchsvollen Prozedur aufbrechen? Wie bewältigen das die Gäste, wenn sie in einer solchen Stimmung allein auf ihrem Zimmer sind? Sie schauen auf den See, vielleicht regnet es gerade. Keine Zigarette ist zur Hand, kein tröstender Schluck Grauburgunder, kein Meeting, zu dem man noch schnell jetten muss. Nur man selbst, der See und die Gedanken, ein unfrohes Karussell, aus dem es scheinbar kein Entkommen gibt. Großvater riet in solchen Fällen: »Statt ›was habe ich verloren‹ immer fragen: Was bleibt mir noch?«

Auch er musste Rückschläge einstecken und hat in vielen haarigen Situationen das bewiesen, was wir heute Resilienz nennen: Widerstandskraft. Nicht zu verwechseln mit Verdrängung. Denn wie alle, die zum ersten Mal fasten und die mühevollen Hürden des Anfangs ohne Routine meistern müssen, war er ein Pionier und musste sich seinen Weg allein bahnen.

Als Fastenarzt stand Otto Buchinger unter ständigem Beschuss, obwohl er schon mit seinem ersten Kurheim in Witzenhausen erfolgreich war. Selbst in den Krisenjahren 1924 bis 1930 waren die sechzig Betten ständig belegt, zu einem »Tagessatz von sechs Mark im Fasten und acht Mark im Aufbau«. Und das trotz eines spektakulären Prozesses, der im Oktober 1925 in Ostfriesland vorführte, wie mächtig die Ignoranz unter den Wissenschaftlern war. Einem Fastenarzt war ein zweiundfünfzigjähriger Patient nach dem sechsundvierzigsten Fastentag gestorben, mit rätselhafter Todesursache, da gleichlange Kuren auch bei schwachen Patienten bislang stets mit sehr gutem Ergebnis verlaufen waren. Schließlich fand man heraus, dass der Verstorbene ohne Wissen des Arztes heiße Bäder genommen hatte, bis zu einundzwanzig Mal nach »japanischer Art«, also bis zum Hals im Wasser bei einer Temperatur um 44 Grad Celsius. Während die Richter in erster Instanz dem Fastenarzt, der darin die Todesursache sah, rechtgaben und ihn freisprachen, kamen in der zweiten Instanz prominente, vermeintliche Sachverständige zu Wort, die auf die Diagnose »Tod durch Verhungern« pochten. Gutachter, deren Expertise der Großvater mit Recht anzweifelte:

»Sie haben nämlich noch nie einen total fastenden Patienten auch nur tagelang zu beobachten Gelegenheit gehabt; ich aber sehe Jahr um Jahr Hunderte von Kranken, die wochenlang fasten, nicht nur ohne gesundheitlichen Schaden, sondern mit tiefgreifendem und nachhaltigem Heilerfolg.«

Das Gericht verhängte schließlich eine Geldstrafe von dreihundert Mark unter Anerkennung mildernder

Umstände; ein mildes Urteil angesichts des Argumentationsdrucks berühmter Autoritäten, die vor allem demonstrierten, dass sie wenig wussten über eine neue vielversprechende Therapie und dieses Defizit um jeden Preis verbergen wollten.

»Welch' triste Epoche, in der es leichter ist, ein Atom zu zertrümmern als ein Vorurteil«, fand Albert Einstein. Der Großvater meinte ziemlich gelassen und, bedenkt man die jüngsten Forschungsergebnisse zur Heilkraft von Fastenkuren, geradezu prophetisch:

»Die exakt naturwissenschaftliche Epoche der Medizin hat ›Sachverständigen-Urteile‹ über uns gezeigt, die sich später im Fossilienkabinett der Geschichte der Medizin sicher einmal geradeso lächerlich ausnehmen werden wie das berühmte Gutachten des Bayerischen Obermedizinalkollegiums über den ersten Bahnbau.« Das Kollegium wollte das Reisen mit der Eisenbahn verbieten, weil den Bahnreisenden durch die Schnelligkeit schlimme Krankheit, nämlich ein »delirium furiosum«, drohe.

Ende 1926 fastete der Großvater ein zweites Mal in einer anderen Klinik, in Dresden bei Siegfried Möller, und konnte diesmal sein chronisches Leber- und Gallenleiden für immer heilen. Sein Vertrauen und seine Erlebnisse mit dieser »Außenseitermedizin« waren so stark, dass er sich von da an nicht mehr aufhalten ließ und jegliche Rückschläge überwand. Diese tiefe Zuversicht, die sich aus jahrzehntelanger Erfahrung mit Tausenden von Patienten speist und unsere Methode so erfolgreich macht, spüren die Leute bis heute. Ich würde sogar noch weiter gehen. Manchmal kommt es mir so vor, als übertrage sich die Krisenfestigkeit unserer Methode auf die Gäste. Sie ist es auch wert, dass man ihr vertraut. Weil sie funktioniert.

»Ob es ein Happy End gibt, hängt davon ab, wo wir die Geschichte enden lassen.«, findet Orson Welles. Wenn wir die Fastenkur am Tag vier enden lassen würden, hätten wir eine Tragödie, ein trauriges Ende. Denn machen wir uns nichts vor, »Fasten ist kein Spaziergang, sondern eine Hochgebirgstour«, sagte Pater Niklaus Brantschen einmal treffend, und er muss es wissen, als Walliser kennt er die Viertausender! Krisen und Rückschläge sind möglich.

So wie die Geschichte des Heilfastens 1925 mit einem Paukenschlag zu Ende hätte gehen können, so könnten auch die Gäste mit dem Kofferpack- oder Krückenverlust-Syndrom am Fasten scheitern, wäre da nicht so etwas wie ein silberner Schimmer am Horizont. Oder aber die Ahnung, die einen auf dem Weg zur Massage durch den Kräutergarten, am dampfenden Schwimmbad vorbei, überfällt – dass es einen Sinn gibt beim Fasten. Denn, wie Papst Franziskus sagt: »Es wird uns guttun, uns zu fragen, worauf wir verzichten können.«

Doch in dieser frühen Phase, so überschaubar sie zeitlich auch ist, sind die Aussichten erst mal wenig lustvoll. Die Fastenbrühe, durchsichtig und kaum gesalzen, ein Gespräch auf dem Gang mit einem melancholisch aussehenden Mitpatienten, das Sitzen vor dem Arztzimmer, der Wecker, um sich mit schwindeligem Kopf die Schuhe für die Wanderung zuzubinden. Dass der Tag nicht mehr abwirft an Ablenkung und Zerstreuung, macht übellaunig. Auch von zu Hause ruft niemand mehr an. Die Gäste bitten meist darum, in Ruhe gelassen zu werden während der Fastenkur. Jetzt, da sich die Familie und der Partner daran halten, wird ihnen das als Lieblosigkeit angekreidet. Fast sehnt man sich nach der Aufregung des Entlastungstages zurück, als man mutig den halben Liter Glaubersalzwasser bezwungen hat. Die dürren Zeilen im Tagebuch will man gar nicht lesen, der eigene Jammerton ödet einen an.

Doch dann erhebt sich, angesichts der düsteren Ausblicke von vielen weiteren Litern Fastensuppe und Einläufen etwas Herrliches: unser Humor. Gepaart mit einer Prise Zynismus, wenn der Galleanteil steigt.

Was meint Papst Franziskus, wenn er sagt, wir sollen uns fragen, worauf wir verzichten können? Dass es guttut, ein paar Tage auf Croissants und Cappuccino, auf Aperol Spritz und Penne all'arrabbiata zu verzichten, leuchtet jedem ein. Aber ich würde behaupten, es tut uns auch gut, auf ein bestimmtes Denken zu verzichten. Die Begegnung mit sich selbst ist die große Herausforderung im Fasten, nicht der körperliche, sondern der seelische Hunger. Es ist eine Konfrontation mit der Wahrheit.

Der Moment der Wahrheit kann beim Arzt kommen oder im Labor, wenn das Ergebnis der Blutuntersuchung vorliegt, oder wenn man auf die Waage steigt. Der Moment kann kommen, wenn man auf dem Bett liegt und nichts mit sich anzufangen weiß. Man erkennt, wer man ist und wer nicht. Gerade wenn man immer ein tolles Bild von sich hatte, und dieses Bild jetzt zertrümmert wird, ist diese Begegnung mit dem Ich nicht angenehm. Dabei ist dieses seltsame Gefühl zwischen Auflösung und Wiederzusammensetzung, für das sich so schwer Worte finden lassen, so vielsagend. Wenn einem die Kompensationsmechanismen – ob das die Ehefrau, der Ehemann, der Beruf oder der Alkohol sind –, plötzlich genommen werden, die das alte tolle Bild, das man von sich hatte, unterstützten, steht man gewissermaßen nackt da. Man muss sich der Realität stellen.

In der Klinik sind alle möglichen liebevollen Menschen da, um zu helfen; die Schwester, die einen gütig jeden Morgen aufmuntert und sagt, alles wird gutgehen mit ein wenig Geduld; der Yogalehrer, der einem genau die Übung zeigt, die hilft, sich etwas besser zu bewegen; der Psychotherapeut mit seinen klugen und mitfühlenden Worten: alles erfahrenes Personal, gutausgebildete Persönlichkeiten, die einem helfen, die aufkeimende Einsamkeit zu besänftigen.

Und dann kommt natürlich das, was der Großvater eben seelische Nahrung nannte, die Musik, die Literatur, die Natur. Die Bibel. Der Körper schaltet ja lediglich auf Reserve um. Er baut die Fettpolster und Fettreserven ab. Er hat es, böse gesagt, relativ leicht. Aber die Seele hat es schwer. Die meisten Menschen, die zu uns kommen, haben ein gewisses Alter und natürlich schmerzhafte Erfahrungen gemacht. Allein die Ehegeschichten, die viele mit sich herumtragen, wenn sie erkennen, dass nach zwanzig Jahren Ehe nichts mehr läuft und dass sie zu den Kindern kaum Kontakt haben. Das erzählen sie natürlich nicht sofort. Dieser Cocktail von Gestern schmeckt nicht gut. Aber er steht vor ihnen, und sie sehen vielleicht genauer, was da im Einzelnen schiefgelaufen ist.

Die »Rückschläge« sind in Wahrheit Widerstände, Stolpersteine, Blockaden, verzweifelte Versuche, sich in den alten Bahnen zu halten, die alten Wege zu gehen. Sie zwingen einen jedoch auch dazu, anzuhalten und in den Rückspiegel zu schauen. Wer bin ich? Wo komme ich her? Wo will es mit mir hin? Sie zwingen denjenigen, der sich der Konfrontation stellt, zu einer Standortbestimmung. Dabei hilft ganz wesentlich das Gespräch mit einem Arzt oder Psychotherapeuten.

Wer zu Buchinger Wilhelmi kommt, trifft mit Gepäck ein, mit Gewohnheiten, festen Glaubenssätzen und Erkenntnissen über sich. Die meisten Menschen reden gern und ausführlich über sich und beanspruchen sogar eine gewisse Objektivität dabei. Sie haben ein Bild von sich konstruiert: Meine Eltern haben mich nie geliebt, ich wurde beim Völkerball stets als Letzter gewählt. Ich war immer der Beste, ohne mich lief nichts … Was auch immer es ist, wir haben uns mit diesem konstruierten Bild identifiziert. Und letztlich ist es diese Identität, die sich die Menschen selbst zuschreiben, die sie dann auch zu uns bringt.

Es lohnt sich also, sich dieses Selbstbild (Eckhart Tolle

würde von Ego sprechen) genauer anzuschauen. Denn die Apathie, die sich nicht notgedrungen, aber möglicherweise in den ersten Tagen einschleicht, ist nur die äußere Erscheinungsform von Zwiespalt, unklarem Denken und innerer Zerrissenheit.

Damit die Zweifel, die es in der Regel schon vorher gab und die beim Fasten nun eine Stimme bekommen, nicht zum ständigen Begleiter werden, müssen wir uns ihnen stellen. So vermeiden wir eine Besitzergreifung durch negative Gedanken. Fasten ist ein großer Lehrmeister und hat uns auch in diesem Punkt etwas Überraschendes zu sagen.

Zum Leben gehört nicht nur Positives. In unserem materialistischen Zeitalter, in dem alles verfügbar sein soll, soll auch Glück in Hülle und Fülle da sein. Jederzeit. Und es stimmt ja, wer möchte schon als Trauerkloß leben, wenn es doch so viel schöner ist, gute Laune zu haben. Das Glücklichsein ist jedoch zu einer Ideologie geworden. Ständig werden wir aufgefordert, in allem das Positive zu sehen. Wenn jedoch nur Bombenlaune erlaubt ist, wohin dann mit all den interessanten Stimmungen, die die Messlatte nicht erreichen? Der ängstliche Blick auf die Waage, der verstimmte Blick auf die Fenchelbrühe, die aufkeimende Feindseligkeit, wenn man beim Wandern lieber allein gehen würde, aber der Mitfastende von seiner letzten Motorrad-Rallye im Oman erzählt und kein Ende findet?

Nur die Hartgesottenen unter uns verspüren keinen

Kitzel, wenn sie auf die Waage treten. Nur die Stumpfen trinken anstandslos Brühe, ohne wenigstens einmal die Augen zu verdrehen. Und nur gänzlich unsensible Menschen reagieren nicht auf die Schicksalsgemeinschaft, in der sie sich beim Fasten wiederfinden. Selbst der Blick auf den See kann beim frischgepressten Orangen-Grapefruitsaft nicht immer etwas reißen. An einem stichigen Tag tut er vielleicht sogar weh. Das Glas ist eben nicht immer halb voll, sondern manchmal schlicht und einfach leer.

Ist diese Erkenntnis tabu, geraten wir unter Stress. Ist sie dagegen erlaubt, entsteht etwas ganz Wunderbares. Das Glück, das wir gerade noch zwanghaft allem abzutrotzen versucht haben, ist es auf den ersten Blick nicht. Eher eine interessierte Milde gegenüber der Situation, die eben auch mal nicht ideal ist. Das Positive wird nicht einfach nur wahr, wenn man fest daran glaubt. Man muss schon etwas tun dafür. Das Leben ist mehrdimensional. Wer es wirklich ausschöpfen möchte, muss mit beidem umgehen können, mit Negativem wie mit Positivem.

Die Gäste sind sich selbstverständlich bewusst, dass sie, salopp gesagt, nicht zum Spaß hier sind, sondern aus einer bestimmten Problemstellung heraus. Nehmen wir den Burn-out: Seine Definition als Krankheit ermächtigt Betroffene zur Erschöpfung und berechtigt sie zur Genesung. Diese Erkenntnis kommt aber nur, wenn wir uns trauen zuzugeben, dass wir am Ende sind. Und der Groschen fällt leichter, wenn es still ist um uns herum. Sonst hört man ihn nicht. Unsere Fastentherapie antwortet auf die Erschöpfung auf allen Ebenen, physisch, psychisch und mental. Das fängt ganz simpel mit der Frage in unserem Ess-Verhaltenstrainingskurs an: Warum muss ich immer um fünf Uhr nachmittags Schokolade essen? Warum muss ich nach der Arbeit einen Whisky trinken? Ich weiß doch, dass das nicht gut ist. Warum mache ich das nur? Diese Fragen tun weh.

Diese Fragen zeugen von einer Art unstillbarem Hunger, den wir tief in uns spüren, dem Gefühl der Leere, was sich bei jedem anders zeigt. Es kann vieles sein: beispielsweise der Hunger nach beruflicher Anerkennung, für die wir uns zu Tode schuften, der Hunger nach Liebe in der Beziehung, der uns Dinge tun lässt, die uns nicht guttun. Oder die Angst vor Einsamkeit. Männer werden verlassen oder im Beruf über Nacht abserviert. Mütter kommen mit Empty-Nest-Syndrom: Sie haben zwanzig Jahre lang die Kinder großgezogen, dann sind die aus dem Haus und der Mann hat etwas mit der Sekretärin. Viele Menschen kommen zu uns, um sich klar zu werden, wie es mit ihnen weitergehen soll. Sie stehen am Scheideweg und brauchen eine neue Perspektive: Weitermachen? Aufhören? Etwas völlig Neues beginnen? In jedem Fall erfordert es großen Mut, diese Bestandsaufnahme ehrlich sich selbst gegenüber zu machen.

Nicht alle werden bei uns sofort einen neuen konkreten Impuls bekommen. Dass wir Probleme lösen können durch das, was wir unserem Körper zuführen, ist allerdings eine sehr alte Vorstellung, die in der Geburtsstunde der modernen Medizin bereits wesentlicher Bestandteil war.

In der hippokratischen Medizin waren Essen und Trinken sehr wichtig. Der griechische Arzt Hippokrates, der im fünften Jahrhundert vor Christus die moderne Medizin begründete, wollte das gesundheitliche Wohl seiner Patienten nicht länger den Göttern überlassen. In einer beißenden Polemik, seiner berühmtesten Schrift über die Epilepsie, überführte er seine Konkurrenten des Aberglaubens. Statt Krankheit weiter als göttliche Strafe für moralisches Fehlverhalten zu begreifen und die Götter durch Opfer und Magie besänftigen zu wollen, schaute er genau hin, was in den Körper hinein- und hinausgelangt. Er versuchte zu verstehen, was in der unbekannten Landschaft des Körpers vor sich geht, mit einer nur vagen Vorstellung der Anatomie, denn die Ärzte durften zu jener Zeit noch keine menschlichen Leichen sezieren, nur Tiere. Seine Terminologie legte den Grundstein für die medizinische Wissenschaft: Aitiologie (wie erklärt sich die Krankheit?), Prognose (wie verläuft sie?), Krise (Zuspitzung und zugleich Wendepunkt). Zu seinen Therapiemaßnahmen gehörten ausleitende Verfahren wie Aderlass, Schröpfen und die Verabreichung von Abführmitteln, aber auch eine Veränderung der Lebensweise, Diät und Bewegung.

Ernährung und Prävention sind ungeheuer wichtig, aber auch undankbare Themen, schreibt Dr. Andreas Michalsen heute, tausendsechshundert Jahre später. »Wie

Sie sich ernähren, kann darüber entscheiden, ob Sie die zweite Hälfte Ihres Lebens gesund oder krank erleben […] Regelmäßig fasten heißt, gesünder und länger zu leben.« Auch Michalsen empfiehlt unsere Methode, durch den fast kompletten Nahrungsentzug Schutz-, Reparatur- und Aufbauprozesse im Körper anzustoßen.

Die Gäste, die die größten Schwierigkeiten haben und deren Behandlung und Betreuung auch für uns große Herausforderungen sind, sind jene mit Psychosen oder auch mit leichter Demenz. Sie wären in einer Adresse mit durchgehend psychiatrischer Behandlung besser aufgehoben. Schwierig sind auch solche, die gar nicht bei uns sein wollen, die zu uns geschickt wurden mit dem Imperativ: »Du musst zehn Kilo abnehmen!« Einer war Jockey und leider zu schwer für sein Pferd. Die Frauen wiederum, die hierherkommen, weil sie hübscher sein wollen, damit ihr Mann sie wieder begehrt, sind nur insofern schwierig, als sie an ihrer Intention eine entscheidende Komponente ändern müssen: Sie sollten für sich selbst hübsch werden wollen, nicht für den Mann. Manchmal erkennen sie während ihres Aufenthalts bei uns, wo das eigentliche Problem liegt, nämlich in mangelnder Selbstliebe, und beginnen im Laufe der Kur, sich selbst gegenüber liebevoller zu sein und nicht mehr nach Anerkennung von außen zu schielen. Zehn Kilo mehr oder weniger haben schließlich noch keine Liebe gerettet, ein selbstbewusstes Auftreten ohne Opferattitüde schon eher. Gäste mit Magersucht, die eine Körperbildstörung haben, nehmen wir in der Regel nicht auf, ebenso wie Suchtkranke mit Kontrollverlust. Sie gehören in Suchtkliniken.

Eine Herausforderung sind unsere Kundinnen, die sich erst für die Abkürzung entschieden und das eine oder andere operieren lassen haben. Schließlich kommen sie dann zu uns, enttäuscht, kaputt und irritiert, dass eine Schönheits-OP sie nicht glücklich gemacht hat. Taktisches Geschick wiederum erfordern prominente Gäste aus Politik oder Kultur und darüber hinaus – manche pochen auf Sonderkonditionen und wollen einen ganz bestimmten Schreibtisch, eine ganz spezielle Raumtemperatur, ihre Mahlzeiten bitte nur aufs Zimmer. Natürlich bemühen wir uns, gerade Künstlern und Kreativen ein ideales Umfeld zu bieten. Wir sind allerdings kein Luxushotel. Wir investieren lieber in die Schulung unserer therapeutischen Mitarbeiter und unser Programm und sind auch davon überzeugt, dass generell Luxus und die Idee des Fastens keine glückliche Verbindung abgeben. Eine leicht klösterliche Anmutung gehört dazu, keine grellen Farben oder Samt und Seide, keine goldenen Armaturen.

Fürsorglich, angenehm und kompetent betreut sollte man sich bei uns fühlen, man sollte sich natürlich fühlen. Kluge Gäste verstehen nicht nur, dass eine gewisse Nüchternheit und Zurückhaltung im Ambiente und darin, wie Buchinger Wilhelmi geführt wird, sie in ihrem Fastenprozess unterstützt, sie suchen diese Atmosphäre sogar. Sie ahnen, dass Luxus Ablenkung ist und ihnen die Transformation, das geheime Ziel, in Wirklichkeit erschwert. Deswegen sind wir noch lange kein Schweigekloster. Fröhlichkeit und Lachen sind durchaus überall anzutreffen. Mein Vater betonte, man müsse nicht im Büßergewand fasten.

Der Großvater war zwar strenger als wir heute. Aber da er ein Mann der Empirie war und aus eigener Erfahrung wusste, was hilft, wenn die Moral am Boden liegt, beschwor er die Bedeutung, die ein gutes Gespräch haben kann.

Selbst wenn wir es könnten, wollen wir den Gästen nicht vorschreiben, wie sie ihr Leben leben sollen. Wenn sie ihr Leben ändern wollen, müssen sie das aus eigenen Stücken tun. Aber wir begleiten sie gern dabei, nehmen sie an die Hand, wenn sie die ersten Schritte gehen, stellen vielleicht Fragen, die ihnen helfen, wenn sie auf der Stelle treten und nicht wissen, wo sie anknüpfen können: Was haben Sie früher gern gemacht? Wann waren die eigenen Träume nicht mehr so wichtig, dass Sie sie verfolgt haben?

Irgendwann meldet sich der Impuls, die Inspiration, vielleicht zu malen, zu kochen, Yoga zu lernen, sich Pro bono oder ehrenamtlich zu betätigen. Oder es entstehen Freundschaften, weil man spürt, man möchte mehr Nähe, ehrliche Begegnungen, produktive Gespräche mit Menschen, die nicht auf der Payroll stehen. Für Hippokrates und den Großvater war eine Krise ein Glücksfall. Ohne Krise keine Erkenntnis. Ohne Erkenntnis keine Transformation. Ohne Leere keine Fülle.

V
TRANSFORMATION

Glück ist eine feine Sache. In unserer Zeit ist Glück allerdings zu einer Ideologie geworden. Wir erwarten von uns und anderen, glücklich zu sein. Für die Zwischentöne – geschweige denn Unglück – ist kein Raum. Wer jedoch stets von sich behauptet, glücklich zu sein, bringt sich um einen wichtigen Moment: den der Transformation, diesen einen Moment, wenn die Zeit stillsteht und sich Phoenix aus der Asche erhebt.

Mein Großvater hat ein schlichtes Gleichnis für den Ablauf dieser speziellen Wiederauferstehung gefunden, wie sie der Fastenprozess hervorbringt: eine fette unscheinbare Raupe verpuppt sich in eine Hülle, die sie dann sprengt, und federleicht und bunt schillernd kommt der Schmetterling heraus. Anders als das mythische Fabelwesen Phoenix, das aus weiter Ferne kommt und der Sonne entgegenfliegt, ist die Transformation, die das Fasten bietet, legitimiert durch die Realität. Es gibt sie. Wir können sie erfahren, doch wir müssen dafür etwas Altes loslassen, und das ist nicht immer angenehm.

Das Schlagwort »Fastenkrise« geistert durch die Welt der Boulevardmedien, oft eingebettet in pseudowissenschaftlichen Hokuspokus. Das ist schade, denn es lohnt sich, den Prozess der Transformation vom alten zum neuen Menschen genauer unter die Lupe zu nehmen, ohne Kalendersprüche und ohne Paranoia.

Durch den tiefgreifenden Prozess des Fastens können im körperlichen, aber auch im seelischen Bereich Dinge an die Oberfläche kommen, von denen wir nichts ahnten und die nicht immer angenehm sind. Eine Fastenkur ist ein äußerst spannender Prozess. Wir ermuntern unsere Gäste, ein kleines Fastentagebuch zu führen, um das eigene Befinden, den Schlaf, mögliche Beschwerden und ihre Gedanken dazu zu dokumentieren. Die Krankenschwestern notieren ihrerseits Blutdruck und Gewicht und natürlich fragen sie morgens auch, wie das Befinden des Gastes ist.

Echte gesundheitliche Krisen, die man mit Fug und Recht als Fastenkrise bezeichnen kann, sind bei guter therapeutischer und medizinischer Begleitung und unter stationären Bedingungen auch bei langen Fastenkuren die Ausnahme.

Wir haben eine kleine interne Studie durchgeführt, bei der wir dreihundertfünfzig Patienten beim Fasten begleitet und akribisch untersucht haben. Sie zeigte, dass lediglich eine Person am siebzehnten Tag eine Herzrhythmusstörung hatte, aber auch diese nach vierundzwanzig Stunden vorüber war, sodass der Gast erfolgreich weiterfasten konnte. Damit solche leichten gesundheitlichen Symptome wie Kopfschmerzen, Rückenschmerzen, niedriger Blutdruck oder leichte Schlafstörungen sich nicht verschlimmern, empfehlen wir ja gerade ein Fasten unter ärztlicher Betreuung. Der Arzt oder die Krankenschwester werden mit bewährten naturheilkundlichen Maßnahmen oder einem Gespräch in ein oder zwei Tagen diese Beschwerden beheben.

Diese Reinigungs- oder Genesungskrisen werten wir aber auch als Beginn einer Transformation. Eine Krise markiert der antiken Definition folgend den »Wendepunkt eines schicksalhaften Prozesses«. Dieser Prozess lässt sich auf mehreren Ebenen beobachten und kann von einigen Befindlichkeitsstörungen begleitet werden, von denen die meisten nur selten und wenn, dann auch nur vorübergehend auftreten. Mich erinnern sie an den griechischen Chor, der vom Bühnenrand aus mitjammert, wenn im Vordergrund die Heldin oder der Held leidet und das Publikum seine Katharsis erlebt. Der Großvater empfahl den Fastenden bei Schlafstörungen statt Schlaftabletten, die Chance zu nutzen und ein Gedicht oder einen Psalm auswendig zu lernen. »Auch eine durchwachte Nacht kann eine Gnade sein.«

Leichte, störende Begleiterscheinungen, die man als Fastenkrise bezeichnen könnte, je nach Stärke, sind keine Voraussetzungen für eine Transformation. Diese Krise kann auch sowohl psychische als auch körperliche Ursachen und Auswirkungen haben.

Wenn Stimulanzien wie Kaffee und Tee wegfallen, können Fastende gerade im Winter müde sein und frieren.

Hier kann die Sauna helfen, ein Ingwertee oder der Fitnesstrainer. Der Kaffeeentzug kann zu Beginn zu Kopfschmerz führen, eine craniosakrale Behandlung kann hier Wunder bewirken – auch im seelischen Bereich.

Während des Fastens kann sich unser Schlaf ändern. Häufig schlafen wir weniger lange, fühlen uns deshalb aber nicht unbedingt schlechter. Wer früh aufwacht, sollte sich nicht zwingen, liegen zu bleiben, sondern lieber in aller Ruhe aufstehen, vielleicht schon mal eine kleine Runde durch den Garten drehen, sich ausgiebig pflegen und sich Zeit nehmen, Gedanken aufzuschreiben, oder Träume. Meistens sind es psychische Themen, die an die Oberfläche drängen und uns nicht länger schlafen lassen.

All dies muss nicht auftreten, aber diese kleinen Beschwerden oder Symptome sind wie Botschafter einer Verhandlung, die auf den ersten Blick hinter verschlossenen Türen stattfindet. Sie kündigen, pathetisch gesagt, vom Licht am Ende des Tunnels, wenn wir spüren, dass etwas in Gang kommt. Wir müssen nur zuhören, dann empfangen wir während des Fastenprozesses eine Menge Botschaften von unserem Körper, auch unterhalb des üblichen Radars. Auch sonst gibt unser Körper sich nämlich die größte Mühe, uns Tag für Tag darauf aufmerksam zu machen, was wirklich zählt. Ein Leben auf der sprichwörtlichen Überholspur hindert uns jedoch häufig daran, seine Signale wahrzunehmen.

Beim Fasten schwenkt der Stoffwechsel auf jenen Zustand, in dem der Körper vorzugsweise Fett verbrennt und Ketonkörper als alternative Energieträger bildet. Mediziner beobachten dann einen Anstieg der Ketose, bei der Ketonkörper die Glukose als primäre Energiequelle des Organismus ablösen. Geschieht dies, zeigt ein Stimmungswechsel an, dass auch eine Umstellung im Geist passiert. Man könnte behaupten, dass der Darm klüger ist als der Kopf. Die in den Darmzotten siedelnden vier Kilo Mikroben haben uns, wenn man so will, in der Hand.

Der »Metabolic Switch« – dabei verbrennen die Muskeln Fett statt Zucker – initiiert das sensationelle Recyclingsystem also auf physischer Ebene. Die Verwertung emotionalen und mentalen Ballasts findet nach demselben Schema statt: Was ist mir wirklich wichtig? Was gibt mir Energie? Was raubt mir Energie? Wofür brennt mein Herz?

Temporäre psychische Befindlichkeitsstörungen mit Depression, Angst, Trauer, die man als Erstverschlimmerung bezeichnen könnte, sind also ein Segen. Weil sie etwas sichtbar machen. Verdrängte Konflikte, unbewusste Mängel und Traurigkeit drängen in das Bewusstsein und können, mit Blick auf den Bodensee und den dampfenden Fünfundzwanzigmeterpool in der Morgensonne, aufgearbeitet werden. Das sieht der Großvater in seinem Aufsatz *Zur Hygiene des inneren Menschen* ganz klar, wenn er »auf die leider noch viel zu wenig bekannte Wichtigkeit der Inhalte unseres Bewusstseins für unser körperliches Gefüge« eingeht: »Ich bringe gern ein Beispiel: Ein Telegramm kommt, wird gelesen und hat beim Empfänger die

Wirkung eines Kollapses. Also eine Reaktion des Körpers nur durch eine Vorstellung? Freilich! Bekannt ist ja auch die Stuhlverstopfung der Traurigen, der Durchfall der Verängstigten, der Blasenreiz der Erwartungsspannung und anderes mehr.«

Otto Buchinger hat nicht nur als Soldat und Arzt gesehen, dass die meisten Menschen lediglich wissen: Mir geht es schlecht – aber ich weiß nicht, warum. Er hat auch verstanden, dass sie in dem Moment, da sie erleben, dass sie ohne Essen glücklich sein können, eine weitere Erfahrung machen. Sie entdecken die Möglichkeit, sich neu zu orientieren. Diese ersten zaghaften Schritte, die wir bei den Patienten erleben, wenn sie uns erzählen, was sie gemalt oder geschrieben haben, welche Pläne sie schmieden, sind berührend: Erwachsene Menschen trauen sich plötzlich noch etwas Neues zu, und sie gehen diese Schritte bei uns nicht allein.

Der Wunsch nach Orientierung in einer immer unübersichtlicheren Welt ist das eine. Um ihn einzulösen, brauchen wir bestimmte Regeln, selbst für einen Prozess, der Altes auflöst und Neues schafft. Die Fastenregeln sind schlichtweg Haltegriffe, die uns wie im Gebirge an Steinen, Abgründen und haarigen Situationen vorbei auf sicheres Terrain führen.

Sie sorgen an biographischen Einschnitten, an denen viele Menschen entscheiden zu fasten, für unsere Handlungsfähigkeit. Transformation ist Handeln. Wenn wir nicht selbst in Bewegung geraten, wird sich nichts ändern.

Mir ist wichtig, dass Fasten zwar Verzicht bedeutet, aber auch etwas mit Verantwortung zu tun hat, mit verantwortlichem Handeln.

Obwohl die Menschen seit Jahrtausenden fasten, erforschen Biologen und Mediziner das Thema Fasten erst seit kurzer Zeit genauer. Die Annahme, dass der Körper tatsächlich so etwas wie Schlacken ansammelt, dass er entschlackt werden müsste, haben schulmedizinische Forscher widerlegt. Gleichwohl hat der Ansatz, dass es sinnvoll ist, regelmäßig für eine befristete Zeit die Verdauung auszusetzen, auch die Wissenschaftler überzeugt. Die überraschend positive Wirkung auf unser Immunsystem und die Adaptations- und Selbstschutzfähigkeit unserer Körperzellen ist evident.

Menschen, die regelmäßig fasten, haben deutlich bessere Chancen, Bluthochdruck, Übergewicht, Asthma und Arthritis in den Griff zu bekommen. Sie erkranken seltener an Demenz und Alzheimer. Ihr Risiko, an bestimmten Krebsarten zu erkranken, ist ebenfalls geringer. Und sie bleiben im Alter länger vital. Fasten lediglich als defizitären Zustand, als Akt der Askese und Selbstpeinigung darzustellen, zeugt nicht nur von einer sehr eingeschränkten Wahrnehmung. Es entspricht schlicht nicht dem wissenschaftlichen Status quo.

Man kann nicht genug betonen, wie sehr Fasten den Menschen in seinem ganzen Lebensentwurf erfasst. Die rasch wachsende Beliebtheit des Fastens ist nicht nur ein Reflex auf unsere Gesellschaft und ihre Ansprüche, sondern auch ein Symptom einer Körperfixierung, von der wir uns deutlich distanzieren.

Mit den wachsenden Möglichkeiten der plastischen Chirurgie gewinnen chirurgisch gestaltete Körper an Popularität. Zunehmend lassen sich junge Mädchen die Lippen aufspritzen, lassen sich junge Männer Knochen brechen, um einen breiten Kiefer zu bekommen.

Soziologen vermuten dahinter die Hoffnung, durch einen Wunschkörper in den Genuss von Privilegien zu kommen, die nur den Reichen, die viel Geld und Zeit in ihre äußere Erscheinung stecken können, vorbehalten sind. Diese Kalkulation kann nicht aufgehen, denn wenn wir alle gleich aussehen, wird niemand mehr wegen seiner äußeren Erscheinung privilegiert. Was spricht umgekehrt dagegen, dass Menschen ihr Aussehen optimieren wollen? Was ist dagegen einzuwenden, wenn junge Frauen, denen Millionen andere Frauen auf Instagram folgen, weil sie super schlank, super trainiert und super selbstbewusst sind, dadurch zu Selfmade-Millionärinnen werden?

Manchen unserer Gäste würde man auf den ersten Blick nicht zutrauen, dass sie aus körperlichen Gründen fasten wollen. Sie fallen in die gerade beschriebene Kategorie, sind erfolgreich, sehen gut aus, laufen Marathon, haben kein Gramm Fett auf den Rippen. Einige dieser Gäste kommen, weil sie genau auf dieser physischen Ebene perfekt sind, weil jedoch nur einen Millimeter darunter, dort, wo niemand mehr hinsehen kann, das Elend beginnt.

Die Epidemie der Schönheitseingriffe wächst im selben

Maße, in dem die Menschen innerlich einen Mangel spüren, den kein Filler der Welt auffüllen kann. Sie mögen zu uns zum Fasten kommen, um ein paar Kilo abzunehmen und noch schlanker und erfolgreicher auszusehen, doch bei uns kommen sie plötzlich auf andere Gedanken, weil wir eine integrative Methode anwenden, damit sie nicht nur gut aussehen, sondern sich auch gut fühlen.

Der Großvater hat das, ohne eine Ahnung davon gehabt zu haben, was Botox, Filler und OPs heute anrichten, am eigenen Leib erlebt. Er verließ sich »geradezu auf eine sich durch das Fasten einspielende, psychotherapeutische Wirkung«.

Transformation hat keinen Wert, wenn nicht Körper, Seele und Geist in Einklang gebracht werden. Bei Buchinger Wilhelmi gehen wir vom Körper aus und bringen so einen Prozess ins Rollen, der Seele und Geist erfasst. Unser Ansatz ist der Verzicht, die Reduktion, das Loslassen. Ein super gestylter Körper ist eine Skulptur, in der Herz und Kopf eingefroren sind. Nichts kann sich bewegen, man fühlt sich, so beschrieb es mir einmal eine bekannte Schauspielerin, »wie im Gefängnis, die Seele löst sich hinter der Fassade auf«.

Die Unterstellung, dass Fasten etwas für lustfeindliche, frömmelnde und selbstgerechte Spielverderber ist, verrät nicht nur geistige Trägheit und den Unwillen, sich mit rationalen Argumenten auseinanderzusetzen, sondern auch ein bestimmtes Ressentiment. Anzuerkennen, dass Menschen Fehler machen, scheitern, in Krisen schlittern, dass sie sich schlecht zurückhalten können und nach allem gieren, was Spaß macht, würde bedeuten, Grenzen anzuerkennen, auch die eigenen.

Beim Fasten schwillt auch die Hybris ab. Dafür nimmt die Sehkraft zu. Denn Fasten macht das Leben nicht ärmer, sondern, langfristig gesehen, reicher und schöner. Nicht Entsagung ist das Ziel, sondern Erfüllung.

Epikur, zu Unrecht als purer Genießer und Verfechter eines im Luxus schwelgenden Lebens in die Geschichte eingegangen, war in Wahrheit ein Mann des Maßes. Er fastete, um sich seine Lebenslust zu erhalten und sich dazu zu erziehen, sein Leben eben gerade ohne Luxus schön zu finden, weil er wusste, dass auf Luxus kein Verlass ist. Auf die innere Einstellung dagegen schon. Und auf die käme es in Zeiten des Mangels schließlich an. Er wollte zudem wach und gesund am Leben teilnehmen, nicht schwach und phlegmatisch von der Zuschauerbank aus.

Eine, wie wir heute sagen würden, nachhaltige Lebenslust war sein Ziel, eine seelische Erlebnisfähigkeit, die durch das Fasten erreicht werden konnte. Er war als jemand, der fastete, kein Asket: Er wollte das intensive Leben. Was der Philosoph aus Samos schon vor knapp zweitausend Jahren wusste, gilt noch heute. Was Menschen glücklich macht, sind drei Dinge: Freunde, die man regelmäßig sieht, sinnvolle Arbeit und Reflexion. Denn ohne zu reflektieren, warum man das, was die Griechen *eudaimonia*, die individuelle Glückseligkeit nennen, klappt es nicht mit dem Glück.

Dieser Transformationsprozess ist individueller Art. Mir als Freund der individuellen Freiheit ist das wichtig. Jenseits des Dogmas einer gesunden Lebensweise bieten wir einen Platz, an dem man zu sich kommen kann, an dem man mit sich ins Reine kommen kann. Die in diesem Kapitel beschriebenen geordneten Abläufe hegen diesen Weg lediglich ein, damit niemand ziellos in die Fußstapfen der Heiligen stolpert. Das heute quasi zur Religion erhobene Unverständnis jeglicher Ausschweifung gegenüber, kann ich nicht nachvollziehen. Darin unterscheide ich mich vom Großvater, der wenig Nachsicht hatte mit Leuten, die Wurst und Schinken in sich hineinstopften.

Der Erkenntnisgewinn, den die Gäste bei uns mit nach Hause nehmen, unterscheidet sich von der Idee des »Quantified Self« (also dem Dokumentieren von Vitalitätswerten und Alltagsaktivitäten) entscheidend.

Epikur hat entsprechend argumentiert: »Für all dies ist die Einsicht Ursprung und höchstes Gut. Daher ist die Einsicht sogar wertvoller als die Philosophie, weil sie lehrt, dass ein angenehmes Leben ohne ein genaues Leben nicht möglich ist.«

Auf der Webseite der Bundeszentrale für gesundheitliche Aufklärung steht: »Analysiere dein Essverhalten selbst. Deine Daten berechnet der Computer und wertet sie aus. Die Ergebnisse kannst du sofort auf dem Bildschirm lesen und auch ausdrucken.«

Wir sagen: Tue das, was sich gut anfühlt. Du kannst

die Veränderung deines Gewichts aufschreiben, wenn du willst, aber vergiss nicht deine Gedanken und Gefühle.

Wir raten den Gästen also ab von jeder Form von Selbstgerechtigkeit. Der Weg hin zu einer stabilen Gesundheit führt über den Dreiklang von Heilfasten, integrativer Medizin und Inspiration. Ein Ziel dabei war für den Großvater darüber hinaus auch die Metanoia, also die innere Umkehr, um diesen inneren Perspektivwechsel zu beschreiben.

Mir gefällt diese religiöse Überhöhung nicht so gut, sie klingt nach Sünde, Buße und Strafe. Ich spreche lieber von Transformation. Wichtig ist, dass wir zwar den Silberstreif am Horizont aufzeigen und auch einige Wege dorthin vorschlagen, dass aber letztlich jeder seinen eigenen Weg finden kann, wenn er auf die Reise geht.

VI
KLARHEIT

Auf etwas zu verzichten, das so viel Befriedigung bringt wie Essen, verstößt auf den ersten Blick gegen den Verstand. Ohne Nahrung können wir nicht überleben, warum sollten wir uns freiwillig unsere Lebensgrundlage entziehen? Und doch fasten Menschen seit Jahrhunderten. Jede Weltreligion kennt das Fasten als Highway durch dick und dünn hin zu einem Ort, dessen Topografie vage anhand von Kategorien wie Klarheit und innerem Frieden beschrieben wird. Warum ist es nicht genug, auf die Waage zu steigen und Gewicht zu verlieren? Warum schwört jeder, der gefastet hat, dass die Überwindung von Hybris und Verfressenheit mehr zu bieten hat? Was steckt hinter dem Imperativ der Enthaltsamkeit und der durchsichtigen Gemüsebrühe, das rechtfertigt, dass Fastende beinahe schwärmerisch von jener »einzigartigen Klarheit« berichten, die sich zuverlässig einstellt?

Unsere Neigung, aus Bruchstücken etwas Ganzes zu konstruieren, führt dazu, dass wir ständig Leerstellen ausfüllen. Unser Verstand produziert ein lückenloses Bild. Diese Dynamik wird erschüttert, wenn der tröstliche Rhythmus von Verlangen und Befriedigung, den Essen gewährt, gestört wird. Unser Gehirn steht plötzlich vor der Aufgabe, eine Lücke zu füllen.

Wie wir gesehen haben, ist der psychische »Entzug« beim Fasten viel schwerer als der körperliche. Deswegen empfahl der Großvater seine »Hilfsmethoden« und die »Innendiät«, deshalb legen wir so großen Wert auf unser kulturelles Programm. Sobald wir nämlich etwas gefunden haben, das uns annähernd so befriedigt wie ein Käsesoufflé mit einem schönen Glas Riesling, gibt der Geist Ruhe. Dann entwickelt sich jene Klarheit, die sich nach all der Trübnis der ersten Tage gegen Ende der Fastenkur so zuverlässig einstellt wie das berühmte Amen in der Kirche. Von Erleuchtung sprechen wir deshalb noch lange nicht. Was da aufblitzt, spürt man auch mit geschlossenen Augen.

Philosophen ahnen seit eh und je, dass sich die Welt im Entzug zeigt. Was sich da auftut, ganz unvermutet, während man vielleicht gerade von der Wassergymnastik kommend barfuß über die warmen Steine geht, ist eine wiedergefundene Zeit in einer Epoche, in der »Zeit haben« als obszön gilt. Die Klarheit hat also durchaus rebellische Züge. Gäste beschreiben den Zustand ihres Bewusstseins gegen Fastenende als ungewöhnlich klar. Von außen betrachtet spiegelt der Fastende diese Erfahrung: seine Haut wird weich und glatt, die Augen beginnen zu leuchten, der ganze Mensch strahlt.

Weshalb sie in Wahrheit fasten, erleben die Menschen nicht selten erst im Fastenprozess. Das ursprüngliche

Motiv, endlich wieder in die Jeans zu passen, die man mit zwanzig getragen hat, spielt plötzlich nicht mehr die ausschlaggebende Rolle und wird zur angenehmen Begleiterscheinung degradiert. Tatsächlich geht es um einen Perspektivwechsel, der nur zustande kommt, weil sich die fastenden Menschen aus dem normalen Leben ausklinken, auf ein Nebengleis schieben und mit Abstand und neugewonnener Konzentration den alten Betrieb mustern.

Wir treten immer auch durch unsere Nahrung in Beziehung zur Welt. Durch den Abbruch der Nahrungsaufnahme setzen wir diese Beziehung zurück und schaffen damit eine ideale Voraussetzung, sie wieder ins Lot zu bringen. Fasten reguliert also beileibe nicht nur den Stoffwechsel, sondern auch die Bedingungen unseres Daseins. Wenn wir nicht mehr unter Zeitdruck essen und verdauen müssen, so wie es in einer Leistungsgesellschaft leider oft der Fall ist, sehen wir klarer, ob und wenn ja wie wir diese Bedingungen angenehmer gestalten wollen.

Alle Menschen, die fasten, stellen fest, dass sie normalerweise oft essen, auch wenn sie gar nicht essen müssten. Dass sie vielfach nur aus Gewohnheit oder Langeweile essen oder weil sie glauben, dass sie später hungrig sein könnten. Bei unseren linksrheinischen Nachbarn findet fast jede Geschäftsanbahnung oder Vertragsverhandlung bei Tisch statt. Die Kontrolle über das eigene Essverhalten aufzugeben, um die Versorgung mit Energie auf Autopilot umzuschalten, lehrt Loslassen. Loslassen auch von solchen Gewohnheiten. Mit einem Mal ist man auf das körpereigene Fett angewiesen, das für langandauernde, aber gemäßigte Leistungen zuständig ist. Der Lebensrhythmus im Fasten ist verlangsamt, aber intensiver. Man muss sparsam umgehen mit dem Beschleunigungsmittel Zucker (Glukose) und landet dadurch in der herrlichen Welt der Entschleunigung, mit einem erstaunlichen Resultat: Die Genussfähigkeit steigert sich, die Sinne schärfen sich, unmittelbar erlebbar im Kuralltag. Man zappelt nicht mehr in der Meditation, nimmt beim Waldspaziergang auf einmal das ganze Orchester an Vogelstimmen wahr, riecht lange vor dem ersten Tropfen den Regen. Etwas ist in Gang gekommen.

Der Großvater beobachtet: »Eine Art Lösung und Lockerung des verkrampften seelischen Gefüges ist erkennbar, eine Klärung der Lage und eine höhere Feinfühligkeit. Das analytische Denken ist anfangs erschwert, die Intuition vertieft und erleichtert.«

Das sogenannte »Fasten-High« ist keine Marketingerfindung, sondern lässt sich messen, bestätigt der Göttinger Neurobiologe Gerald Huether: »Bei freiwilligem Heilfasten und religiösen Fastenritualen kommt es offenbar zu besonderen psychischen Effekten.«

Bei den Menschen, die er in einer Fastenklinik untersuchte, zeigte sich, dass im Fasten die Wirkung des legendären Botenstoffes Serotonin, der zuletzt als Romantitel des französischen Bestsellerautors Michel Houellebecq Karriere machte, verstärkt wird. Serotonin, das »Glückshormon«, entfaltet im gesamten Nervensystem einen langanhaltenden Harmonisierungseffekt. Stresshormone wie Adrenalin und Cortisol sinken dagegen bei freiwillig Fastenden nach kurzem anfänglichem Anstieg unter den Ausgangswert, beobachtete Huether. Bei Menschen, die zum Hungern gezwungen werden, steigen sie.

Der Großvater, der als einer der Ersten die entscheidende Bedeutung der inneren Einstellung zum Fasten hervorhob, wäre nicht überrascht gewesen. Was unterscheidet die innerliche Bejahung unserer Buchinger-Gäste von Menschen, die unter Zwang hungern wie etwa bei Hungersnöten oder während eines Hungerstreiks? Hungerstreikende oder Hungernde können ihre Psyche gar nicht anders als unter Stress, in Angst, Leiden, Apathie oder Depression wahrnehmen. Fastende hingegen sind definitiv nicht Opfer, sondern freiwillige Akteure. Sie nehmen dem Fasten gegenüber eine positive Haltung ein und erfahren etwas, das in der Tat als inneres Wachstum beschrieben werden kann: Ruhe, Verinnerlichung, Lösung der emotionalen Bremse, Wiederherstellung einer intakten Sensibilität, Angstlösung und eben jenes erwähnte Stimmungshoch. Der Effekt der Wiederherstellung eines als ursprünglich empfundenen Gleichgewichts, dem all diese Erfahrungen zugrunde liegen, wird als Klarheit und Glück empfunden. Als Befreiung.

Diese Erfahrung ist jedoch nicht nur eine Empfindung, sondern es steckt ein System dahinter. Das serotonerge System herrscht, wie Gerald Huether schreibt, über die Ausschüttung des Botenstoffs Serotonin und sorgt dafür, dass der Integrationsprozess unterschiedlicher Informationen, die von den Sinnesorganen und verschiedenen anderen Gehirngebieten zusammenströmen, so harmonisch wie möglich abläuft. Rhythmisch und mehrmals pro Minute wird das Gehirn mit einem kleinen Schluck Serotonin versorgt. Anschließend wird das Serotonin wie durch kleine Staubsauger wieder in die Zellen zurückgeholt. Dieser »Putztrupp« kann gebremst werden, sodass sich der harmonisierende Effekt verstärkt und das Glücksgefühl länger anhält. Das passiert nicht nur bei bestimmten Medikamenten wie Antidepressiva oder Drogen wie Ecstasy, auch fettige und zuckerhaltige Speisen führen zu einer vermehrten Serotoninausschüttung, allerdings nur sehr kurzfristig. Viele Menschen nehmen Psychopharmaka, um diesen Effekt zu erzielen, aber beim Fasten stellt er sich von selbst ein! Wie auch nicht, wenn beispielsweise Gelenkschmerzen innerhalb kürzester Zeit spontan nachlassen und man sich wieder bewegen kann, oder sich ein Bluthochdruck normalisiert, obwohl lebenslange Medikamenteneinnahme drohte, und auch Kopfschmerzen, Heuschnupfen oder Hautkrankheiten verschwinden?

Vom Fasten-High kann man schon in der Bibel lesen. Der Evangelist Lukas berichtet, wie ein Pharisäer und ein Zöllner in den Tempel in Jerusalem gehen, um zu beten. Der fromme Pharisäer hat sich nichts vorzuwerfen. Er fastet vorbildlich. Anders der Zöllner, der Gott kleinlaut um Gnade bittet, weil er gesündigt hat. Jesus schickt die beiden nach Hause mit den berühmten Worten: Jeder, der sich selbst erhöhe, werde erniedrigt werden, wer sich aber selbst erniedrigt, werde erhöht werden (Lukas 18, 9–14). Wen Lukas als Adressaten und Publikum für dieses Gleichnis im Blick hatte (die Römer?), muss uns für unsere Fragestellung nicht interessieren. Ergiebiger ist die Tatsache, dass offenbar seit jeher mit dem Fasten ein gewisses Bewusstsein davon verknüpft war. Auch bei Buchinger Wilhelmi laufen ein paar Pharisäer herum und gucken auf die normalen Touristen herunter, die auf der Promenade am See sitzen und Kuchen in sich hineinschaufeln. Sie fühlen sich reiner, leichter und tatsächlich besser, weil sie verzichten können. Da schwingt schon etwas leicht Überhebliches mit. Wie auch nicht, denn dahinter steckt unser tief verankertes Leistungsdenken. Und da wir alle in dieser Leistungsgesellschaft leben und dieses Denken unseren Alltag bestimmt ist es schwer, das Fasten aus diesem System herauszulösen.

Therapeutisch spielt uns dieses Fasten-High streckenweise in die Karten, denn den Gästen geht es gut, wenn sie feststellen, dass sie fasten »können«. Sie fühlen sich dann generell optimistischer und zuversichtlicher, was anstehende Aufgaben in ihrem Leben angeht. Man muss manche sogar etwas bremsen, die den Partner verlassen, ihr Unternehmen verkaufen oder aufs Land ziehen möchten. Solch radikale Veränderungen widersprechen unserer Erfahrung, und nicht nur der Stoffwechsel, sondern auch Gedanken und Gefühle sollten in ein gesundes Gleichgewicht gebracht werden. In aller Regel unterschätzt man die Realität zu Hause und will wie im Rausch alles auf einmal.

Was ist das Gegenteil von Klarheit? Lügen, Schmerz, ein Leben, das sich falsch anfühlt? Die Sehnsucht nach einem alternativen Leben ist so alt wie die Menschheit. Um die vorletzte Jahrhundertwende erreichte sie einen Höhepunkt in der etwas sperrig klingenden Lebensreformbewegung, zu deren zahlreichen Anhängern auch der Großvater zählte. Sie lehnten die fest gefügte, streng hierarchisch organisierte Gesellschaft des Kaiserreichs ebenso ab wie den industriellen Fabrikalltag in den Städten. Zu dieser heterogenen Gruppe gehörten Vegetarier, Wandervögel, Anhänger der freien Liebe und der Nacktkultur ebenso wie Reformpädagogen, Heiler und Naturapostel, Künstler und Tanzpädagogen.

Für einen Soldaten wie den Großvater war das schon als Gegenentwurf zu dem attraktiv, was er bei der Marine erlebte. Als er bekanntgab, »grundsätzlich und für immer alkoholenthaltsam« leben zu wollen, bat sein Vorgesetzter »freundlich, aber ernst« zu bedenken, dass ihn diese Verweigerung »die ganze Karriere kosten würde«. Otto Buchinger trat trotzdem dem Marine-Alkoholgegnerbund bei, den der Lebensreform-Visionär Hans Paasche mitbegründete. Großvater bewunderte Paasche 1905 in Daressalam für sein unverblümtes Eintreten für lebensrefomerische Ideen, und beide verband schließlich eine enge Freundschaft. Der Marineoffizier wurde zu einem der wichtigsten Wegbegleiter des Großvaters, die Lebensreformbewegung zu einer entscheidenden Inspiration.

In »zunehmender Begeisterung« hatte der Großvater 1907 bei seiner Kommandierung als Sanitätsoffizier auf der *Panther*, einem kleinen Kanonenboot, über »Gehsport und Vegetarismus« gelesen und begonnen, an Bord Vorträge zu halten über diese Lebensreform. Damals trank er noch gelegentlich Alkohol, ging danach allerdings immer hart mit sich ins Gericht. Eine Begegnung in Kapstadt mit Kameraden auf englischen Kriegsschiffen, bei der die Engländer den deutschen Offizieren beim Sport deutlich überlegen waren, stimmte ihn »schnaufend, schwitzend« sehr verdrießlich: »Alkohol, Tabak, Verfressenheit und – zu wenig Bewegung während der letzten Wochen«.

Er geriet mehr und mehr in Konflikt mit den »im Dienst herrschenden Verhältnissen« und den Gepflogenheiten in den Offiziersmessen, litt unter der demütigenden Zurücksetzung, die er von den anderen Offizieren erfuhr. Er sah nicht nur die Folgen eines institutionalisierten Alkoholismus, sondern etwas weit Grundsätzlicheres. Seine Kameraden in der Marine ebenso wie seine Ärztekollegen, die ihn als Widersacher abzustempeln suchten, wollten nicht nur nicht anecken, sondern hatten Angst vor Veränderung.

Und er begriff, dass wahre Zufriedenheit nichts mit einem gesellschaftlich hohen Status zu tun hat. Aber womit dann?

Glück und Wohlergehen, lernte er, haben etwas mit

einer inneren Einstellung, einer inneren Klarheit zu tun. Ist Klarheit nicht am Ende das Gegenteil von Angst vor Veränderung? Ist Klarheit Offenheit? Wie unterscheidet sich der klare Geist, den man im Fasten erlangt, von einer heißen Debatte, befeuert von literweise Espresso und Rotwein?

Wenn wir heute so tun, als hätte nur das einundzwanzigste Jahrhundert diese zwei Typen hervorgebracht, die Gesundheitsbesessenen mit ihrem Körperkult und die saufenden und verfressenen Deformierten, die sich nicht im Griff haben, dann irren wir uns. Vor hundert Jahren war es genauso. Von Gesundheitsfaschisten zu reden, wie es gerade in Mode kommt, ist jedoch ein gegenaufklärerischer Impuls, der sich zyklisch einstellt. Die Lebensreformbewegung direkt mit der faschistischen Körper- und Gemeinschaftskultur zu verbinden, wie das einige meiner Achtundsechziger-Freunde getan haben, wäre naiv und zu pauschal. Paasche zum Beispiel, der ehemalige Kolonialoffizier, entwickelte sich 1913 bereits zum Pazifisten und Feind des Militarismus. 1920 wurde er von rechtsradikalen Fememördern erschossen.

Damals wie heute treibt die Sorge um den eigenen Körper besonders die Eliten um, wobei man aber, das sei an dieser Stelle angemerkt, zu Buchinger Wilhelmi auch als Mitglied einer gesetzlichen Krankenkasse kommen kann. Die sogenannte Oberschicht tut sich nur leichter. Selbst Bismarck, bekannt für seine Paranoia und hysterischen Anfälle, prüfte sich mit äußerster Präzision:

»Ich schlief selten vor sechs, oft auch erst um acht Uhr morgens einige Stunden, war dann bis zwölf für niemanden zu sprechen, und in welcher Verfassung ich dann für die Sitzungen war, können Sie sich denken. Mein Gehirn war eine gallertartige, unzusammenhängende Masse. Ehe ich in den Kongreß ging, trank ich zwei bis drei Biergläser allerstärksten Portweines, um das Blut ordentlich in Wallung zu bringen – ich wäre sonst ganz unfähig gewesen zu präsidieren.«

1880 attestierte er sich sogar einen Schlaganfall und war partout nicht abzubringen von seiner Selbstdiagnose. Der amerikanische Historiker Otto Pflanze berichtet: »Beim Diner an diesem Abend verzehrte er sechs harte Eier mit Butter, genoss unendliche Massen von Waldmeister-Bowlen-Eis und eine Flasche Portwein, wonach er mit gerötetem Gesicht über Übelkeit klagte. Er verließ den Raum, offenbar um sich zu übergeben, und kehrte blaß und lallend wie ein Betrunkener zurück. Seine Wangenmuskeln und sein Hinterkopf fühlten sich an wie gelähmt. Nach einer schlaflosen Nacht mit häufigem Erbrechen war die Sprachfähigkeit des Fürsten noch immer gestört. Struck diagnostizierte das Leiden als Mageninfluenza, die zeitweilig die Gesichtsmuskeln in Mitleidenschaft ziehe. Doch Bismarck, widerborstiger als je, verhöhnte den Arzt, schlug seinen Rat in den Wind, verzehrte eine schwere Mahlzeit von Hühnersuppe, Fleisch und Gemüse und ging danach im Regen spazieren. Bismarck ließ sich auch von zwei anderen beigezogenen Ärzten nicht von der Auffassung abbringen, er habe einen Schlaganfall erlitten, und schuld seien die Beschwernisse des Staatsdienstes. Erst der feste Zuspruch einer weiteren medizinischen Autorität brachte ihn von seiner Selbstdiagnose ab. ›Ob ich jetzt oder in fünf Jahren sterbe, ist eigentlich ganz gleich‹, stammelte er, als er einen neuen Anfall erlitt. ›Für Sie ja‹, sagte darauf einer seiner Gäste, ›aber nicht für uns und das Vaterland.‹ Darauf Bismarck: ›Wer weiß, vielleicht wäre es besser.‹«

Bismarck wird zum Anhänger der Naturheilkunde und verdonnert die Berliner Medizinische Fakultät gegen deren Willen dazu, seinen Leibarzt, den Naturheiler Ernst Schweninger, als Chef anzuerkennen. Heute würden wir von einem Trend sprechen. Kaiser Wilhelm II., der gern schon zum Frühstück Wein trank, bekehrte sich sogar zum Antialkoholismus.

Der Großvater, der im Juli 1914 vor hohen Heeres- und Marineoffizieren einen Vortrag hielt über »Wehrkraft und Alkohol«, erhoffte sich – zwei Jahre vorher bereits ausgezeichnet mit dem Roten Adlerorden für »seine Verdienste um die Bekämpfung der Alkoholgefahren« – Unterstützung von höchster Stelle. Doch von Georg Alexander von Müller, dem Chef des Marinekabinetts, der dem Kaiser unmittelbar unterstellt war, musste er einen Dämpfer einstecken: »Das Volk im ganzen hat zu wenig Einsicht in die Bedeutung der Frage, um zu verstehen, daß der Deutsche Kaiser sich jetzt noch mit etwas anderem beschäftigt als mit großen Entscheidungen auf den Schlachtfeldern.

Wie vieles anderes Kulturelle muss jetzt auch die Alkoholbekämpfung in der Öffentlichkeit zurückstehen. Leider!«

Immerhin, vom imperialistischen Ruf nach einem »Platz an der Sonne« blieb für die Lebensreformer, die mit der Kleidung auch das Unbehagen an der eigenen Körperlichkeit abstreifen wollten und als Nudisten und »Naturmenschen« (Max Weber) zu Wagners »Walküre« tanzten, ein Befreiungsmoment. Das ist dem Großvater aber vermutlich zu weit gegangen. Bei Buchinger gab es nie FKK, Klarheit aber schon.

Wichtige Entscheidungen setzen Klarheit voraus. Hans-Jochen Vogel zum Beispiel traf 1991 während seiner alljährlichen Fastenkur die Entscheidung, nicht wieder für den Parteivorsitz der SPD zu kandidieren. Beim Fasten passiert etwas im Kopf. Wir erleben das ganz oft. Die Gäste äußern das auch deutlich, sie wollen es regelrecht mitteilen und nicht, wie man auch annehmen könnte, für sich behalten. Sie sagen zum Beispiel: Seit ich hier bin, verstehe ich viel besser, wie es mit meinem Leben zu gehen hat. Oder: Wenn ich nicht in die Klinik gekommen wäre, wäre ich schon längst tot. Oder: Endlich kann ich mich um mich selber kümmern. Sonst muss ich mich immer um andere kümmern.

Was sie sagen, ist ganz vielfältig. Aber es zeigt uns, dass wir recht haben, wenn wir davon sprechen, dass hier Dinge aufbrechen. Das, was wir hier tun, ist auch ein großes Reinemachen – nicht nur im Körper, sondern auch in der Seele. Und nach dem Hausputz sieht man die Architektur des Lebens. Worauf ist unser Glück gebaut? Auf welche Werte kommt es an? Die Leute merken, dass sie glücklich sein können auch ohne Essen und Trinken.

Wichtige Entscheidungen trifft man am besten, wenn man mit sich im Reinen ist. Einen klaren Kopf zu haben setzen wir in der Regel damit gleich, unsere Argumente deutlich vor uns zu sehen und in Ruhe gegeneinander ins Feld zu führen, um ein richtiges Urteil von einem falschen zu unterscheiden. Idealerweise fühlen sich die Entscheidungen dann auch noch richtig an. Jede Entscheidung wiederum ist immer auch eine Korrektur und eine Entscheidung gegen etwas, man löst sich von einer falschen Annahme, man lässt los.

Im Wasser ist man ein Anderer. Vielleicht arbeiten wir deshalb so gern mit Wasser. Wasser ist aus mehreren Gründen für unsere Gäste das richtige Element. Sie wohnen bei uns in schönster Hanglage so privilegiert, dass sie von überall den Bodensee sehen können, Wasser, so weit das Auge reicht. Wasser bietet Auftrieb und hat damit den Effekt, dass auch übergewichtige Gäste sich wunderbar bewegen können, ohne dass die Gelenke leiden. Die Bewegungsabläufe sind im Wasser auch grundsätzlich anders.

Wasser ist auch ein Element des Loslassens und spielt in unserer Therapie eine große Rolle. In beiden Kliniken bieten wir Unterwassermassagen an. Die Einläufe alle zwei Tage nutzen auch Wasser. Dazu der Pool, der See, das Mittelmeer, die Bäder, die Kneipp-Anwendungen und die drei Liter Wasser, die die Gäste täglich trinken.

Der Großvater hat, inspiriert von der Diskussion seiner Zeitgenossen um das richtige Leben, intuitiv etwas gewusst, das sich in Zeiten des Klimawandels und der Zerstörung der natürlichen Ressourcen als überlebenswichtig für uns erweist: Beim Fasten geht es darum, im Verzicht zu erkennen, was man loslassen kann. Der Fastenprozess ist ein Erkenntnisprozess, und weil wir Menschen sind, fällt er uns leichter, wenn sich die Erkenntnis als Bild präsentiert. Beispielsweise wie für Mose der brennende Dornbusch, aus dem die Stimme Gottes erklang. Man muss jedoch nicht zurück zum Alten Testament. Ein Aufenthalt bei uns am Bodensee, im Hintergrund die Alpengipfel, ein ehrlicher Blick in die eigene Seele und das Gefühl, das ein Teller Fastenbrühe in uns auslöst, all das zusammengenommen tut es auch.

Haben wir dazu Lust? Nicht immer. Tut es uns gut? Klar, Ehrenwort!

VII
EIN ANDERER

Jeder kann zaubern, jeder kann seine Ziele erreichen, wenn er denken kann, wenn er warten kann, wenn er fasten kann.«

Mir gefällt an diesem Zitat von Hermann Hesse aus *Siddhartha* am meisten das Zaubern. Weil darin Leichtigkeit steckt, aber auch ein Überraschungsmoment. Kein mühsam erlernter Trick, mit dem man sein Publikum blendet, sondern etwas, das sich fast von allein einstellt, solange man in der Lage ist, zu »warten«. Im Zaubern steckt für mich auch die Perspektive der Befreiung, und zwar – das ist mir wichtig – mit einer gewissen Leichtigkeit, ohne übertriebenen Ehrgeiz, ohne Verkrampfung.

Ein Anderer wird man trotzdem nicht so ohne weiteres. Wie schafft man das? Wie wird man zu einem Anderen? Arthur Rimbaud hat im neunzehnten Jahrhundert mit seinem berühmten Satz »Je est un autre« (Ich ist ein anderer) nichts anderes gesagt, als dass das Ich immer auch ein Anderer ist. Jede Identität, an der wir uns festklammern, trägt auch Andersheit in sich.

Die junge Frau, die zu uns in die Klinik kommt, weil sie sich übergewichtig und daher unattraktiv fühlt, spürt, dass in ihr eine schöne und starke Frau steckt, die nur darauf wartet, auszubrechen.

Mit dieser Erkenntnis der eigenen Differenz haben sich viele Philosophen und vor allem auch die Psychoanalyse im zwanzigsten Jahrhundert beschäftigt, zum Beispiel Martin Heidegger, Theodor W. Adorno oder Sigmund Freud. Mir genügt es zu wissen, dass dieser Andere, der in einem steckt und von dessen Existenz man oft jahrelang nichts spürt und dann plötzlich doch, ein besserer Anderer ist. Einer, den es sich lohnt auszugraben. Aber wie? Fasten ist ein wichtiger Anfang, ein entscheidender Impuls, der Wunder wirken kann und den Weg freimacht für etwas Neues. Dazu gehört übrigens, neben Glaubersalz und Gemüsebrühe, die eigene Einstellung, das Bewusstsein zu ändern, auf das nicht nur der Großvater, sondern in unserer Zeit auch Eckart Tolle hinwies: Vergleicht euch nicht mit Idealvorstellungen! Die Differenz oder das Ungleichgewicht, das wir ausgleichen wollen, liegt in uns und ist keine soziale Kategorie. Die junge Frau mit Übergewicht kommt vielleicht zu uns mit der Vorstellung von einem Bikinimodel im Kopf, aber das wird im Laufe des Fastens irrelevant, obwohl sie abnehmen wird.

Die Transformation, die im Fastenprozess stattfindet, vollzieht sich auf mehreren Ebenen: auf der neurobiologischen, auf der emotionalen und der mentalen Ebene.

Fasten ist ein tiefgreifender Recyclingprozess. Die Verdauungssäfte (Magensäure, Galle, Pankreas- und Darmsekrete) werden auf ein Minimum reduziert, ebenso die

Peristaltik. Durch das Fasten wird auch die Darmflora saniert, da die pathologischen Bakterien keine Nahrung mehr bekommen. Die Darmschleimhaut schrumpft. Ebenso wird die Zufuhr von Nahrungsantigenen und -allergenen sowie entzündlichen Substanzen unterbrochen. Deshalb haben wir bei Rheumapatienten und Allergikern so große Erfolge.

Diese Reset-Dynamik findet auch auf mentaler Ebene statt. Der Fastenprozess ist ein Bewusstseinsprozess. Manche Patienten erkennen auf einmal, dass ihr bisheriges Leben ein Irrtum war und sie neu ansetzen müssen. Das kann geschehen, während sie im Münster einem Bach-Choral lauschen, oder Hermann Hesse lesen, oder jemanden kennenlernen, der seinen ganzen Betrieb auf die Prinzipien der Nachhaltigkeit umgestellt hat. Wer ein neues Leben beginnen will, braucht neue Werte: Reisen von einem Spitzenrestaurant oder einer Weinprobe zur nächsten führt auf Dauer zu Krankheiten. Die ein, zwei Flaschen Wein am Abend tun einem nicht gut. Die Leber ist überfordert. Der Stress rund um die Uhr lässt einen nicht schlafen. Es muss sich etwas ändern! Yoga, Fahrradfahren, Golf – das macht plötzlich Spaß! Beim Gehen durch den Wald hört man mit einem Mal die Vögel singen, sieht die Blumen und lächelnde Gesichter, in der Kirche eine Marienstatue, den See – das ist ja alles fantastisch. All das erzeugt neue, bislang unbekannte Glücksgefühle. Selbst bei einem Dom Perignon fühlte man sich nicht so glücklich.

Solche Gedanken haben viele Gäste tatsächlich. Sie suchen nach etwas. Hinter der Idee, tiefere echte Werte zu finden, für deren Entdeckung es etwas mehr Pioniergeist braucht als die Beantragung einer Senator Card, steckt mehr als der Wunsch, nicht länger als Hasenfuß zu leben. Statt Antidepressiva zu schlucken, lohnt sich der Blick über den Tellerrand nach Alternativen. Denn man kann, wie Fastende immer wieder feststellen, die Körperchemie auch anders ins Lot bringen.

Mit neuen Erfahrungen wird überall geworben, jeder Lippenstift, jede Lederpolitur, jedes neue Auto verändert angeblich unser Leben. Neue Horizonte sind aber nicht so leicht zu haben. Denn mit Horizonterweiterung, von der wir beim Fasten sprechen, sind nicht Kreuzfahrten oder ein staubiger Kamelritt vor die Tore von Marrakesch gemeint, sondern etwas, das jeder Schritt vor die Tür bereithält, solange er mit offenen Augen unternommen wird, und mit dem Gefühl, Zeit zu haben. Denn um sich sinnlich zu öffnen für alles, was kommt, muss man erst mal einen gewissen Stillstand erdulden. Das ist heute viel schwieriger als früher. Als Tourist im eigenen Leben ist man leicht überfordert. Einfacher ist es, diese ersten Schritte im neuen Tempo nicht zu Hause in der Fußgängerzone oder auf Büroflluren zu machen, sondern an einem geschützten Raum, in einer Klinik an einem Kraftort wie bei uns am See, eingebettet in eine jahrhundertalte Kulturlandschaft.

Die Ahnung, an einem bestimmten Ort nicht auf

eigene Faust, sondern mit Gleichgesinnten auf neue Ideen zu kommen, steckt in uns seit jeher. Der Großvater beobachtete mit äußerster Neugier, wie sich auf dem Monte Verità ab 1900 Aussteiger jeder Herkunft trafen, um nackt auf der »Walkürenwiese« zu tanzen, denn unter den Wagner-Fans waren nicht nur Angehörige der wilhelminischen und europäischen Elite, sondern auch Sinnsucher, Aussteiger, Münchner und Zürcher Bohemiens. Uns heute liegt solch Kultisches eher fern, aber damals war es selbst für einen Marinearzt und Soldaten, der mein Großvater schließlich auch war, durchaus anziehend, was da im lebensreformerischen Sanatorium und Künstlerdorf oberhalb von Ascona an naturnahem und experimentellem Leben so passierte.

Die Befreiung des Anderen in uns geht, glauben wir, auch ohne Wagner, mit etwas weniger Pathos. Auf unseren Liegestühlen hoch über dem See kann der Gast rekapitulieren, was schiefgelaufen ist in seinem Leben, was erfreulich war und erhaltenswert. Diese Introspektionsreise kann jeder selbst unternehmen. Bevormundung aller Art ist mir zuwider. Aber die leise Hoffnung habe ich schon, dass unsere Gäste einsehen, dass zum Beispiel ein ewiges »Nummer-eins-sein-Wollen« sie nur unglücklich macht.

Vielleicht erfahren sie bei uns, dass sie glücklicher werden, wenn sie zum Beispiel jeden Tag eine Yoga-Übung machen. Wenn sie lernen, wie man in einem offenen Kamin Feuer macht, anstatt eine Kaminfeuer-DVD einzulegen. Wenn sie bei uns mit den Glückshormonen im Kopf plötzlich spüren und sehen, wie sie schlanker werden, wie sie besser schlafen, wie sie auf der Wanderung in der Spitzengruppe leichtfüßig mitlaufen, wie der Blutdruck heruntergeht, wie sie sich als Diabetiker nicht mehr spritzen müssen, denn wenn sie all das bewusst spüren, dann sind das tiefgreifende Erfahrungen, die sich einprägen und einen Widerhall haben.

Ein solcher Erkenntnisprozess geht mitunter rasend schnell, manchmal quälend langsam, Millimeter für Millimeter. Als Beispiel für jemanden, dem eine visionsartige Erkenntnis während des Fastens zuteil wurde, wird gern Hildegard von Bingen genannt, die im Alter von zweiundvierzig Jahren plötzlich einen überhellen Glanz sah und eine Stimme vom Himmel hörte, die ihr zurief: »Du hinfälliger Mensch, du Asche, du Fäulnis, sage und schreibe nieder, was du siehst und hörst.« Und Hildegard folgte und notierte sorgsam:

»Aus dem offenen Himmel fuhr blitzend ein feuriges Licht hernieder. Es durchdrang mein Gehirn und setzte mein Herz und die ganze Brust wie eine Flamme in Brand. Es verbrannte nicht, war aber heiß, wie die Sonne den Gegenstand erwärmt, auf den ihre Strahlen fallen. Plötzlich erhielt ich Einsicht in die Schriftauslegung, in den Psalter, die Evangelien und die übrigen Bücher des Alten und Neuen Testamentes.«

Mal abgesehen von Hildegards Dinkelküche und dem esoterischen Kitsch, der die mutige Vordenkerin aus dem fränkischen Hochadel seit dem zwölften Jahrhundert begleitet, verdanken wir ihr einen ganzheitlichen, geradezu pragmatischen Blick auf Körper und Geist. Sie schaffte innerhalb eines strengen klerikalen Systems für sich und ihre Klosterfrauen den Freiraum, die Elemente der Natur zu nutzen. Ihr Talent, Zeichen und Stimmen wahrzunehmen, muss man nicht mystisch, sondern kann es auch als intellektuelle Fähigkeit und Sensibilität für andere Lebewesen interpretieren. Sie war eine wache Frau und hielt ihre Schwestern an, ebenfalls genau hinzusehen und das Wahrgenommene zu notieren. Heute würden wir das Achtsamkeit nennen.

Bei Buchinger freuen wir uns ebenfalls über Erleuchtung oder Stimmen aus dem Himmel, unsere Psychotherapeuten verhelfen zum vertieften Wahrnehmen, aber gute Erfahrungen haben wir ebenso gemacht, wenn Gäste sich untereinander austauschen. Ein Mitfastender kann sich unter Umständen viel leichter und direkter in die Welt des Fastenden einfühlen als der beste Psychologe der Welt, und vielleicht auch schon einen Impuls nach vorn setzen, da er aus eigenem, langjährigem Erleben kommt.

Sind alle Ideen willkommen? Unsere Arbeit besteht darin, keine falschen, illusionären Ideen zu unterstützen. Denn im Überschwang schießt man gern übers Ziel hinaus. Einem der vielen Politiker, die bei uns wieder auf die Beine kommen und ruckzuck ihr Comeback planen und am liebsten auch gleich noch ihre Ehe retten wollen, würden wir eher raten: Denk erst mal an dich, arbeite an dir, nimm dir Zeit dafür, dann kommt das Andere vielleicht von allein.

So klar und einheitlich unsere Fastenregeln sind, so individuell ist der Bewusstseinsprozess, der durch das Fasten angestoßen wird, denn die Gründe dafür, weshalb jemand zu uns kommt, sind sehr individuell. Der Großvater hat sich sehr differenziert Gedanken gemacht, was einem Menschen hilft, wieder einen klaren Kopf zu bekommen, ein Gefühl für einen anhaltenden inneren Frieden und ein Bewusstsein für den eigenen Körper zu entwickeln.

Gerade diese Entdeckung des inneren Friedens machen viele Gäste bei uns vielleicht zum ersten Mal im Leben. Dieser erlebte Frieden ist nicht dogmatisch, Widerspruch ist möglich, man inhaliert ihn geradezu beim Spazierengehen im Wald. Jetzt ein deftiger Eintopf und dazu ein Bier? Ja, wäre schön, muss aber nicht sein. Geht prima ohne.

So ein Erkenntnisprozess findet oft in Form einer Auseinandersetzung statt. Wahrscheinlich wohnen nicht nur zwei Seelen in einer Brust, sondern mehr. Wenn ich von mir ausgehe, dann muss ich gestehen: Genuss liegt mir am Herzen, ich bin dem guten Leben zugetan, ein Mensch, der das Sinnliche in jeder Hinsicht genießt. Damit stehe ich in gewissem Konflikt zur Philosophie eines rigorosen Verzichts, eines asketischen Lebens, wie es der Großvater gepredigt hat und die Mutter vorlebte, die immerhin vierundneunzig geworden ist. In der Theorie ist das auch ein Leben, von dem ich weiß, dass es das bessere ist. Ich weiß aber auch, dass Otto Buchinger von seiner Natur her ein Genussmensch war, der nach der Beendigung seiner täglichen Wanderung in Arosa im Café landete und Eis mit Sahne und Likör bestellte, und dass seine Tochter als junge Frau auf dem Rücksitz eines Motorrads keine Fahrt mit ihrem Bräutigam ohne eine Schachtel Pralinen absolvierte. Beider Gallenleiden kamen nicht aus heiterem Himmel. Ich weiß aber auch mit meinem Herzen, dass das genussbetonte Leben auf Dauer nicht glücklich macht, weder stoffwechselmäßig oder seelisch noch äußerlich, und deshalb faste ich regelmäßig. Denn nach einem drei- bis vierwöchigen Fasten im Frühjahr und im Herbst in Marbella kann ich zeigen, wie ich auch sein kann, wie ich auch aussehen kann, wie ich auftreten kann, und das hält dann ein halbes Jahr.

Zwischendurch gewinnt mal die eine Stimme, mal die andere. Natürlich spielt bei einem so sichtbaren Leben, wie ich es führe, das Aussehen eine Rolle. Wir sind visuell, wir sehen, wie andere aussehen, wie wir selbst aussehen. Aber meine Eitelkeit hat sich gelegt. Heute ist mir der innere Effekt wichtiger, und ich schätze am Fastenturnus auch die Chance, zyklisch Bilanz ziehen zu können. Denn ein Anderer ist jemand, der nicht nur neue Erkenntnisse gewinnt, sondern auch einer, der entscheidet, einige Dinge in seinem Leben in Zukunft anders zu machen. Jemand, der reifer geworden ist.

Dass diese Auseinandersetzung kein Zuckerschlecken

ist, sondern eine Herausforderung, der man sich stellen muss, gefällt mir ebenfalls. Sie ist wie der Kampf Siegfrieds mit dem Drachen eine Projektion für den Kampf mit dem Bösen. Denn in uns, so drastisch das klingen mag, steckt sowohl das Göttliche als auch das Teuflische, egal welche Terminologie wir dafür wählen.

Trotzdem wird beim Fasten kein Ringkampf ausgetragen. Der Großvater, ein Mann der Marine immerhin, spricht in seinem Text über die Hygiene von Pflege und davon, dass wir unsere Seele pflegen müssten. Wenn jemand den Drang hat, das Teuflische, Böse, Schwache oder einfach nur Menschliche in sich zu bekämpfen, dann will irgendwas in ihm weiter, aber nicht auf der Autobahn, sondern auf einem sanften Weg, den man entschlossen beschreiten muss. Man kann sich an den ersehnten Ort nicht chauffieren lassen. Deswegen haben extrem wohlhabende Gäste, die beispielsweise aus der Golfregion zu uns kommen, solche Schwierigkeiten mit diesem Aspekt des Fastenprozesses. Denn sie sind gewöhnt, ständig dienstbare Geister um sich zu haben, die alles erledigen. Die seelische Komponente des Fastens lässt sich aber natürlich nicht delegieren – man muss schon selbst etwas tun. Auf dem Balkon mit Rotwein sitzend können gute Gedanken kommen. Aber die Ehrlichkeit, mit der man sich eingesteht: In mir ist etwas passiert. Ich möchte ein Anderer werden. Ich werde ich. Ich bin nicht mehr derselbe, ist Arbeit und alles andere als banal.

Wir hängen alle an unseren Gewohnheiten, identifizieren uns mit bestimmten Attributen, lassen uns vom Urteil anderer beeinflussen. In sich selbst zu ruhen, mit wenig zufrieden und genügsam zu sein, sich nicht abhängig zu machen von dem, was andere über uns denken, das hat schon etwas mit Glück zu tun. Es ist weniger der vermeintliche Anspruch auf Glück, wie ihn uns die Happiness-Industrie vorschreibt und der leicht etwas Zwanghaftes bekommt. Es sind andere, feinere Glücksgefühle, die sich einstellen, wenn man fastet. Es genügt die Wanderung zum Sonnenaufgang, die etwas in einem bewegt und in Gang setzt.

Um dieses Fastenglück leichter erlebbar zu machen, sind uns die begleitenden Maßnahmen wichtig, auf die der Großvater schwor: die Wanderung morgens oder nachmittags, Literatur, Musik, Natur und für den Großvater auch die Bibel. Wir haben diese Anregungen übernommen, interpretieren sie zeitgemäß und bieten so der blankpolierten Fassade der Gegenwart, unter der wir schließlich alle leiden, die Stirn. Die aus einem Oberflächlichkeitswahn resultierende Sehnsucht nach etwas Grundlegendem muss sich erst einmal entfalten, bevor man den Geist mit harten Renovierungsarbeiten drangsaliert. Diese Entfaltung begünstigen unsere begleitenden Maßnahmen. Dem Körper tut das Fasten ziemlich schnell gut, Seele und Geist brauchen mehr Zeit. Die Stimme aus dem Himmel, die Hildegard von Bingen hörte, ist in Wahrheit die eigene innere Stimme, die mit einem Mal Gehör findet. Dann ist es plötzlich vollkommen plausibel, den Tag nicht mit drei doppelten Espressi zu beginnen und mit zwei Flaschen Chardonnay zu beenden. Auf einmal spürt man auch, wie quälend die endlosen Selbstgespräche im Karriereschatten der Kollegen sind, wie sinnlos die eitle Nabelschau, und wie gut es tut, den Blick zu heben und die Menschen sowie die Natur um uns herum wahrzunehmen.

Einige nennen das auch Spiritualität. Der Großvater glaubte an Engel, die einem gute Begleiter sind. Denn ganz allein schafft man den Weg schlecht. Man muss ja etwas abstoßen, feste Glaubenssätze und Gewohnheiten, das braucht Mut und kostet Kraft. Die Identität beginnt eventuell zu wackeln, wenn man bestimmte Attribute von ihr löst. Auf einmal ist man nicht mehr Ilse, die ohne ihr nachmittägliches Stück Kuchen nicht kann, oder Walter, der sich ein Leben ohne Fleisch nicht vorstellen mag. Man wird, weil der Körper sich recycelt, auch geistig zu einer Art Zwischenbilanz verführt: Was hat einen Wert, und was kann weg?

Moderne Heilfaster suchen wie ihre Vorfahren in der Antike nicht nur nach Gesundheit, sondern nach Sinn und nach Antworten, die wir in unserem alltäglichen Leben nicht finden. Unsere Lebensumstände, auch wenn wir durch Penicillin, glutenfreie Aufbackbrötchen und Zentralheizung wie die Götter leben dürfen, sind eben nicht sorgenfrei. Zu den alten Sorgen sind neue dazu gekommen. Ein digitaler Kapitalismus der autonomen Systeme (Google, Facebook, Apple etc.), der alle unsere

Lebensbereiche durchdringt, kennt nur Gewinner und Verlierer.

Alles wird quantifiziert. Was seit einiger Zeit in der digitalen Ökonomie abläuft – die Strategie, durch größere Unternehmen aufgekauft zu werden und so die eigenen Investitionen zu kapitalisieren, ohne den Börsengang und die damit verbundenen Kontroll- und Aufsichtsmechanismen –, spiegelt sich auf privater Ebene. Anstatt einer realistischen »Marktbewertung« fliehen wir in eine Scheinwelt. Scheinfreunde, Scheinferien, Scheinglück.

Wer bei Instagram nach dem Hashtag #food sucht, findet über drei Millionen Bilder. Da kann es nicht nur um Essen gehen. Der essensverrückte »Foodie« verfolgt wie der Verzicht-Guru den Plan, sich durch seine esskulturelle Identität einen Platz in der Gesellschaft zu sichern. Der Philosoph Ludwig Feuerbach schrieb den ausgelutschten und dennoch wahren Satz: »Du bist, was du isst.« Wenn du aber nichts isst, wer bist du dann?

Die Suche nach einer Identität ist eine lebenslange Aufgabe und verlangt uns einiges ab, wenn wir sie ernst nehmen. »Erkenne dich selbst!« Dieser Appell des Orakels von Delphi dient vielen von uns bis heute als Richtschnur für ein gutes Leben. Den Großvater, der im Abitur seine ungenügenden Leistungen in Mathematik mit seinen exzellenten Griechischnoten ausgleichen konnte und so »haarscharf an der Schiffbruchklippe« vorbeischrammte, hat die Losung des Chilon von Sparta sein Leben lang auf Kurs gehalten. Damit eng verbunden ist die Tugend, die eigenen Fähigkeiten richtig einzuschätzen; eine Eigenschaft, die, wenn man sich die selbstverliebten Politiker, blasierten Medienstars und gewissenlose Banker unserer Zeit ansieht, zunehmend von der Öffentlichkeit angemahnt wird. Fasten als Grenzerfahrung konfrontiert einen Menschen, ob erwünscht oder nicht, mit sich selbst und auch mit der eigenen Hinfälligkeit. Es ist nur konsequent, sich bei dieser Gegenüberstellung zu fragen: Wie will ich eigentlich leben, und wozu?

Wenn die Aufgabe darin besteht, sich selbst zu erkennen, ohne Hybris, dann folgen aus dieser Selbsterkenntnis auch Kriterien, die uns helfen, entsprechend zu handeln. Das bedeutet beileibe nicht nur Verzicht und Askese, nein, unsere Fantasie ist gefragt, denn wir sind alle verschieden und müssen unsere eigene Wahrheit herausfinden. Nur wie?

In Vino veritas? Vielleicht. Der unter Erfolgreichen gepflegte Frustalkoholismus, weil man noch nicht erfolgreich genug ist, und die dazu gelangweilt heruntergespülte Fünf-Gänge-Cuisine verlaufen allerdings nur selten in kreativen Bahnen.

Der Satz, mit dem der Großvater am meisten zitiert wird, lautet:

»Während des Fastens geht es dem Körper gut, aber die Seele hungert.« Die Seele hungert nach geistiger Nahrung.

Sie hungert auch nach Liebe, nach Wärme, nach Anerkennung. Bei uns im Hause werden wir, sobald wir über diesen Satz nachdenken, gern etwas missionarisch, zumal in der Buchinger-Folklore, denn uns liegt der spirituelle Aspekt und die Frage danach, was die Seele nährt, tatsächlich am Herzen. Wir leben nun mal in einer materialistischen Zeit, die die meisten Menschen nicht wirklich glücklich macht. Sobald sie jedoch fasten, machen sie eine andere Erfahrung mit der Materie. Ihr Körper geht ihnen durch seine Reinigung gewissermaßen voran, und ihr Geist, inspiriert durch diese neuen Impulse von Frieden, Klarheit und Leichtigkeit, heftet sich ihm vielleicht nicht sofort, aber irgendwann sogar leichtfüßig an die Fersen.

Aus meinem Studium der Psychologie interessiert mich das, was da während des Fastens ans Tageslicht drängt, natürlich sehr. Für die analytische Psychologie eines Carl Gustav Jung ist der »Schatten« eines Menschen nicht nur die dunkle Seite seiner Persönlichkeit, sondern auch sein Unbewusstes. Aus diesem unbewussten Nicht-Gelebten, Verdrängten können aber positive Entwicklungsimpulse kommen. Wenn das nicht vielversprechend klingt!

Wir erleben es tatsächlich in der Klinik. In den ersten drei Tagen der Kur kommt das zum Vorschein, was man lange unter der Decke gehalten hat. Es enthält mitunter durchaus subversiven Sprengstoff. Als sich Hermann Hesse im April 1907 auf den Monte Verità begab für einen vierwöchigen Alkoholentzug, schreibt er über sein Leben in der Aussteigerkolonie in *Felsen. Notizen eines Naturmenschen*:

»Im ganzen blieb ich sieben Tage ohne Essen. Während

dieser Zeit schälte und erneuerte sich meine Haut, ich gewöhnte mich an Nacktsein, hartes Liegen, an Sonnenhitze und kalten Nachtwind. Während ich zu erliegen glaubte, wurde ich fest und zäh […]. Die Nächte brachte ich bald in der Hütte, bald draußen in der Nähe des Wassers zu. Oft schlummerte ich stundenlang, bis der Durst mich weckte. Oft lag ich stundenlang bei halbem Bewußtsein, sah Licht und Schatten wechseln und hörte die kleinen Geräusche der Einöde, ohne ihrer zu achten und mir über das, was ich sah und hörte, Rechenschaft zu geben. Manchmal schien es mir, als müsse ich erstarren, Wurzeln schlagen und in ein pflanzliches oder mineralisches Dasein zurücksinken.«

Wenn jeder zaubern kann, der fastet, wie steht es dann mit der Entzauberung, der Rationalisierung, der Aufklärung? Die Ambivalenz des Zauberns und der Entzauberung der Welt, welche für Max Weber, den die »Naturmenschen« im Tessin ebenfalls faszinierten, die moderne Welt definiert, können wir für unser integrales Verständnis vom Fasten fruchtbar machen. Fasten zaubert etwas in uns hervor und entzaubert gleichzeitig die Scheinwelt, in der wir leben.

Fasten verändert uns, aber nur, wenn wir das wollen und daran glauben. Und es macht aus uns einen Anderen. Einen Besseren. Jemand, der wir sein wollen. Macht uns zu der Person, die wir im tiefsten Innern sind. Wenn man uns das Essen wegnimmt, fühlt sich das erst mal brutal an. Auch wenn man einen Apfelbaum massiv zurückschneidet, fühlt es sich im ersten Moment brutal an, aber man tut es mit großer Zuversicht und Fürsorge mit dem Wissen, dass die Zukunft für das Bäumchen eine bessere wird. So wie ein Gärtner ein Futurist mit klaren Vorstellungen davon ist, was aus einer verschrumpelten Knolle einmal sprießen wird, erkennt der Fastende im Laufe der Kur das, was wir seine »Natur« nennen.

Der Großvater sprach über diesen Reifeprozess im diffusen Jargon der Lebensreformer, die sich ihrerseits an der aristotelischen Vorstellung von Teleologie orientierten, vom »zielgerichteten Entwicklungsvermögen«, dem »Werdeziel« oder »Urbild«, das jeder Organismus, ob Pflanze, Tier oder Mensch in sich trägt und vollendet. Heute wabern Reste dieses Konzepts verkitscht und massentauglich unter dem Label »inneres Kind«, das es wiederzufinden gilt, durch die sozialen Medien. Ich würde diesen Prozess lieber mit Sigmund Freud betrachten, der den Wunsch, Gewusstes nicht zu wissen, »motiviertes Vergessen« nannte. Denn das, was wir angeblich nicht wissen, wissen wir in Wahrheit sehr wohl, verdrängen es aber lieber. Dass wir im Fasten etwas wiederfinden wollen, das wir verloren haben, ist ein guter Ansatz, solange wir uns nicht davon abhängig machen und mit zu viel Ehrgeiz fasten.

In dieser Spannung zwischen einer Ordnung, die einem von außen aufgedrückt wird, und einer Harmonie, die von innen kommt und einem, man könnte fast sagen, wie eine Gnade zufällt, arbeiten wir bei Buchinger Wilhelmi.

Wir geben Regeln und einen festen Rahmen vor, aber innerhalb dieses Regelwerks ist viel Luft und Freiheit, sich zu entwickeln. Daher kommt die Vorstellung, Fasten genau wie Krankheit oder einen Schicksalsschlag als Weg zu betrachten, der einen hinweist auf einen Mangel. Die Kunst besteht darin, wenn alles still und leer ist, genau zu erspüren, was einen geschwächt oder krankgemacht hat. Sodass dann in der Sprechstunde dem Arzt ein »innerer Arzt« gegenübertritt und beide gemeinsam als Experten auf Augenhöhe herausfinden, welcher der beste Weg für die Heilung ist.

Fasten ist Prävention. Wenn man drei Kilo Übergewicht hat und um zehn oder zwanzig Prozent erhöhten Blutdruck, weil man sich zwei Jahre kaum bewegt hat, ist man noch nicht krank. Aber wenn man so weitermacht, dann sieht es anders aus. Früh anzusetzen und vorzubeugen, ist eine brillante und auf lange Sicht auch ökonomisch sinnvolle Idee. Ein Anderer zu werden, heißt also auch, jemand zu werden, der sich vorsieht.

Es fasten nicht nur Menschen, die etwas ändern wollen, sondern auch die, die nichts ändern, nur körperlich etwas ins Lot bringen wollen. Gerade jene, die regelmäßig fasten, tun es, ohne ein großes Theater darum zu machen. Das heißt aber nicht, dass es ihnen nicht wichtig wäre. Lebenserfahrene Leute wissen einfach, dass man das Jahr über nicht so lebt, wie man sollte, dass man auch mal entgleist.

Moderne Heilfaster gehen davon aus, dass in ihnen etwas mehr steckt, als sie denken. Etwas Besseres kommt durch das Fasten zum Vorschein. Darauf hoffen die Menschen. Das hat auch eine moralisch-spirituelle Komponente. Deswegen ist Fasten als Kulturtechnik auch in allen Religionen präsent. Fasten ist ein Weg, um voranzukommen. Auch eine Technik, um sich hervorzuheben, besser zu sein.

Wie passt das aber zusammen mit der Empfehlung, sich nicht vergleichen zu sollen? Der Druck, besser zu sein, der Drang nach Erfolg schwächt sich mit dem Alter in der Regel ab. Als junger Mensch soll man schon in der Schule glänzen, als Berufstätiger unbedingt Karriere machen. Als Elternteil will man dann, dass die Kinder Erfolg haben. Dass man sich irgendwann beschließt, sich nicht mehr zu optimieren, ist auch eine Erkenntnis, die man im Fasten haben kann. Weil man spürt, dass es egal geworden ist, wie man von außen beurteilt wird und was andere sagen.

Sich vom Urteil anderer abhängig zu machen, führt direkt ins Leiden. Das beginnt schon in der Kindheit. Das strenge, abwertende Urteil der Eltern übernimmt man. Wenn Kinder von den Eltern nicht genug gelobt, sondern immer nur kritisiert werden, sind sie später nie zufrieden mit sich. Wir können das auch hier in der Klinik beobachten. Solche Menschen haben selbst im Bademantel noch einen Geltungsdrang und suchen bei den Krankenschwestern nach Bestätigung. Zu uns kommen Prominente, die noch beim Fasten glänzen wollen. So sagt ein Fernsehmoderator jedes Mal, wenn er kommt: »Falls jemand anruft, nicht durchstellen.« Natürlich ruft nie jemand an.

Es ist eine Zivilisationserscheinung, dass wir uns ständig verbessern wollen, dass wir nie zufrieden sind. Das fällt auf, wenn man beliebte Dating-Portale betrachtet. Sie sind darauf ausgerichtet, dass immer etwas Besseres kommen könnte: Die Sehnsucht nach der oder dem Nächstbesten macht rastlos.

Die Sehnsucht danach, ein Anderer zu werden, ein besseres Ich zu entwickeln, ist ein wichtiger Motor, und gleichzeitig muss dieses Bestreben im Prozess selbst zur Ruhe kommen. Weil es nicht das Streben nach Selbstoptimierung ist, sondern eher eine Rückbesinnung auf etwas, das einen viel weiteren Horizont hat. So wie die Zellen unseres Körpers recycelt werden, wollen wir auch als Mensch zurück zu einem ursprünglichen Zustand, in dem Akzeptanz und Selbstakzeptanz an erster Stelle kommen. Wo es uns gelingt, Situationen, die wir nicht ändern können, zu akzeptieren, wie sie sind. Darin liegt übrigens noch ein weiteres Juwel des Fastens, nämlich Dankbarkeit für das, was da ist.

Wir brauchen eine gewisse Unzufriedenheit, um Dinge zu ändern, aber Unzufriedenheit kommt auch von der Gier, mehr, besser, weiter zu wollen. Wir verdanken unserer zwiespältigen Natur als Zivilisation eine Menge, aber wir dürfen uns nicht in die Tasche lügen. Es kommt immer auf die Motivation an. Ist es eine Gier nach mehr, mehr, mehr? Ich kenne Leute, die jedes Jahr Mitarbeiter entlassen, lediglich um neue einzustellen oder Möbel aus der Wohnung werfen, einfach um neue zu kaufen. Da stellt sich die grundsätzliche Frage: Wollen wir bloß etwas Neues, oder geht es darum, sich zu befreien? In voranschreitendem Alter beginnen viele Menschen ganz plötzlich, Fotos wegzuwerfen, und behalten nur noch einige wenige. Auch ich spüre den Impuls, wegzuwerfen und loszulassen.

Die Korrespondenz von 1977 zwischen meinem Vater und mir kann ich nicht wegwerfen und vieles andere auch nicht, und so geht es vielen Menschen. Aber diese Melancholie belastet. Das Festhalten, um uns von unseren Wurzeln her zu begreifen, gibt uns schließlich auch Sicherheit. Auch hier muss man sehr ehrlich sein: Wie viel Gewicht hängt daran, das uns im jetzigen Leben beschwert? Wie weit reicht die Vergangenheit noch in die Gegenwart hinein? Am besten bekommt man das in einem Prozess heraus: Akzeptieren, was ist, Dankbarkeit, Zulassen, Loslassen, Bejahen! Dieser Prozess braucht Zeit, und dafür ist eine Fastenzeit unter dem Vorzeichen der Erleichterung ideal.

Das Loslassen ist immer eine Konfrontation mit dem Tod. Todesangst ist nichts anderes, als dieser Konfrontation aus dem Weg zu gehen. Das Leben vom Ende her zu denken, befreit. Diesen Prozess kann man in jedem Alter durchmachen, die Reflexion fällt leichter, je öfter man ihn durchlebt. Wenn man vom Weg abgekommen ist, kommt man schneller wieder zurück auf seinen Weg.

Fasten hat immer und auf jeder Ebene eine korrektive

Funktion. Ihm ist eigen, dass Veränderung zugelassen wird, ein neuer Weg gegangen wird mit einem neuen Bewusstsein. Diese Transformation muss aber bewusst durchgeführt werden. Schließlich postulieren wir, dass beim Fasten etwas im Kopf passiert. Man geht in diesem neuen Bewusstsein einen neuen Weg, man ist aber nicht ein gänzlich Neuer, man ist das, was in einem geschlummert hat, man ist nicht mehr die Raupe, sondern der Schmetterling. Wenn es gelingt, diese Transformation bewusst zu erleben durch den Körper als Instrument, dann schließt sich der Kreis.

Wir sind der Mensch, der wir immer waren, und wir haben am Schluss nicht weniger als eine Selbsterkenntnis. Wir haben das starke Gefühl, dass wir uns selbst erkennen und feststellen, hier stehe ich nun und so könnte es weitergehen; ein Gefühl von Unschuld und Vision und Erkenntnis, dem natürlich notgedrungen eine kleine Ernüchterung folgt. Aber Fasten ist ein Weg zu mehr Glücksgefühlen, zu mehr Sinnerfahrung. Wenn man Glückssucher ist, dann ist Fasten ein vielversprechender Weg zum besseren Ich. Glück ist mehr als Gelassenheit, es ist ein riesiger Gewinn. Es bedeutet, die wahren Bedürfnisse von denen, die nicht die wahren sind, unterscheiden zu können, und wenn man die wahren Bedürfnisse stillt, kommt das Glück zuverlässiger, als wenn man die falschen befriedigt.

Fasten ist für alle gut, die nach einer Krise wieder auf die Beine kommen wollen. Wenn wir mithilfe des Fastens erfahren, dass wir nach Lebenskrisen zwangsläufig an Weisheit gewinnen, dann müssen wir Krisen auch nicht mehr so fürchten. Fasten ist etwas für alle, die gesund alt werden wollen, aber ist es auch etwas für jene, denen Langlebigkeit nicht erstrebenswert erscheint? Für solche, denen die Gegenwart wichtiger ist als die Zukunft?

Ja, denn es schärft ihre Sinne für das Hier und Jetzt. In sich ruhen heißt schließlich nicht, dass wir allein auf einem Berg sitzen, sondern es heißt, dass wir gut zuhören können, dem Anderen in uns, dem Gegenüber aber genauso. Dieses Gegenüber wiederum merkt, dass es bewusst wahrgenommen wird, und daraus entstehen befriedigende Begegnungen. Aus dieser tiefen Verankerung in uns selbst gehen wir in die Welt hinaus.

Entscheidend ist, dass wir die Dinge und Menschen zunächst so akzeptieren, wie sie sind. Ohne diese grundlegende Akzeptanz finden wir schlecht den Punkt, von dem aus wir auf andere zugehen können. Fasten schafft Verbindung.

Fasten hat sich als jahrtausendealte Kulturtechnik darin bewährt, die Menschen zu einem Punkt zu navigieren, an dem sie vom Unglücklichsein zum Glücklichsein wechseln können, einem Glück, das alle Bereiche des Lebens durchdringt. Dieses Glück gibt es nicht so ohne Weiteres. Der innere Frieden und die Klarheit, die sich am Ende des Fastens einstellen, sind kein Lottogewinn, man muss Geduld haben und ein wenig Disziplin. Aber der Gewinn ist sensationell. Man ist ein Anderer, man ist der

Schmetterling, selbst die nörgelnde Stimme des Gewissens schweigt endlich. Es ist spürbar in jeder Zelle, man ist angekommen und doch offen für alles, was kommt. Wonach schmeckt der legendäre Apfel, mit dem man das Fasten bricht? Wer diese Frage beantworten kann, kennt das Glück des Fastens.

Raimund Wilhelmi (70) ist der Enkel von Dr. Otto Buchinger, dem Begründer der modernen Fastentherapie. Nach Jurastudium in Berlin, Freiburg und Hamburg sowie einem Psychologiestudium in New York beginnt er am Sitz der Klinik Buchinger Wilhelmi in Überlingen am Bodensee zu arbeiten, wo er vierzig Jahre die Leitung innehatte. Raimund Wilhelmi engagiert sich darüber hinaus in der Lokalpolitik, fördert junge Künstler und ist ein international gefragter Vortragsredner. Verheiratet ist der Vater zweier Söhne mit Dr. Françoise Wilhelmi de Toledo.

Michael Townsend Williams
Atmen
Entspannen, den Fokus finden und Sachen anpacken
Band 7 der DO-Books-Reihe
Aus dem Englischen von Cornelius Reiber
142 Seiten, Taschenbuch
ISBN 978-3-455-00592-9

Wir nehmen uns im Alltag kaum die Zeit, einmal bewusst durchzuatmen. Dabei können wir schon mithilfe einfacher Übungen die Kontrolle über stressige Situationen bewahren. Michael Townsend Williams zeigt, dass Körper und Geist über einen regulierten Atem zueinander finden können – und wir mit der richtigen Balance alle Herausforderungen des Alltags meistern. Die im Buch vorgestellten Atemübungen, kombiniert mit Elementen aus Yoga, Meditation und Bewusstseinslehre, machen Atmen zum perfekten Begleiter für Tage, an denen bewusste Ruhepausen nötig sind.

»Tu, was du kannst,
mit dem was du hast, wo du bist.«
Theodore Roosevelt

Theodore Zeldin
Gut Leben
Ein Kompass der Lebenskunst
Aus dem Englischen von Claus Sprick
480 Seiten, gebunden
ISBN 978-3-455-50391-3
Hoffmann und Campe

Theodore Zeldin widmet sich großen Fragen in dieser ebenso kenntnisreichen wie unterhaltsamen Abhandlung. Eindrucksvoll zeigt der englische Historiker, wie viel wir im Leben gewinnen, wenn wir uns einander zuwenden – und unseren Vorfahren. Bedeutende Geistesgrößen wie Albert Einstein und Thomas Morus kommen ebenso zu Wort wie ein texanischer Farmer oder ein iranischer Abenteurer. Denn gutes Leben entsteht im Dialog, im Dialog mit der Vergangenheit und mit unseren Mitmenschen. Nur so bekommen wir eine Ahnung davon, was es bedeutet, Mensch zu sein.

»Ein epochenübergreifendes, wissenschaftlich
fundiertes und äußerst lesenswertes Kompendium
zu den großen Fragen des Lebens.«
DIE ZEIT